保育の場で活きる

子どもの健康と安全

編著 髙内正子・梶　美保

共著 遠藤幸子・岡田眞江・小川真由子
木村美佳・佐藤洋子・長倉里加
新沼正子・森　知子・渡邊悦子

建帛社
KENPAKUSHA

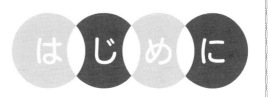

はじめに

　保育を取り巻く社会情勢の変化が著しい。2015（平成27）年の子ども・子育て支援新制度の施行，保育所等利用児童数の増加，子育ての負担や孤立感の高まりと児童虐待相談件数の増加等を背景に，2017年に保育所保育指針が改定された。それらをふまえて，専門性を有する，実践力のある保育者の養成に向けて，保育士養成課程についても整理され，2018年に見直された（2019年度適用）。

　新カリキュラムでは，「子どもの保健Ⅰ」（講義4単位）から保育における衛生管理や安全管理に関する内容を移行しつつ，保健的観点に基づく保育の環境整備や健康・安全管理の実施体制など，より実践的な力が身につけられるよう，従来の「子どもの保健Ⅱ」（演習1単位）が，新たな教科目「子どもの健康と安全」（演習1単位）となった。

　そして，子ども・子育て支援新制度に創設された地域型保育や認定こども園などの増加による保育の場の量的な拡大への対応とともに，質的な担保を重視するために各種ガイドラインが整備された。

　そこで，本テキストがめざしたのは，保育士養成課程の教科目の教授内容に準拠し，健康支援・管理・備え・応急処置等「養護」の視点をふまえた，保育者に必要な保育保健の基礎知識の習得である。「保育の場における」ということを念頭に置き，子どもの健康増進のため，あわせて感染症や事故，災害から子どもを守るために保育者が知っておくべき基本的な知識と具体的な方法を，各種ガイドラインをふまえたうえで，最新のデータ・知見を交えて記述している。

　また，学んだ知識と技術が保育の場においてどのように展開されるのかという観点の下，保育の場における演習（シミュレーション）を多くとり入れ，より実践的な力が習得できるようにしている。保育の場を想定し役割分担をして実施することにより，単に技術を習得するだけでなく，保育の現場の実際を体感し，学んでほしいと願っている。

　生命の安全を最優先に，現代の保育の場に即した子どもの健やかな育ちと，安心・安全な保育の実践力を培うテキストをめざした。保育者を志す学生とともに，現場で働く保育者にも広く活用されることを願う。

　2020年6月

編著者　梶　美保・髙内正子

〔執筆分担〕

髙 内 正 子○●第1章1・2

梶　　美 保○●第7章, シミュレーション演習⑥

遠 藤 幸 子○●第6章2

岡 田 眞 江○●第4章2（2）6)〈沐浴〉

小 川 真由子○●第5章, シミュレーション演習①②③④⑤

木 村 美 佳○●第6章3

佐 藤 洋 子○●第3章

長 倉 里 加○●第2章

新 沼 正 子○●第1章3・4, 第8章

森　　知 子○●第6章1

渡 邊 悦 子○●第4章

イラスト

梶　　みちる

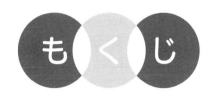

●○
第3章　環境および衛生管理
●○

●○
第4章　保育における保健的対応
●○

●○ 第5章　事故防止および安全対策 ●○

●○ 第6章　子どもの体調不良等に対する適切な対応 ●○

第7章　災害への備え

●○ 第8章　健康および安全管理の実施体制 ●○

～シミュレーション演習をやってみましょう～

《シミュレーション演習の要領》

① グループに分かれて，役割分担を決定します。

② シミュレーションシナリオに基づいて，テーマ，場面，目標，児の情報，課題など必要な内容を提示します。

③ グループでどのような対応をするべきか，作戦会議を行います。

④ シミュレーションを実施します。

⑤ グループ内と全体で振り返りを行い，反省点と今後の課題について話し合いましょう。

《シミュレーションから学ぶポイントのダウンロード》

　本書に掲載したシミュレーション演習を通して学んでほしいポイントをまとめました。

　建帛社ホームページからダウンロードすることができます。ご活用下さい。

① ホームページ（https://www.kenpakusha.co.jp）の［ 本を探す ］から『保育の場で活きる子どもの健康と安全』を検索します。

② 本書が表示されたら，［ 詳細を見る ］をクリックします。

③ 書籍詳細ページ「関連資料」の［ ダウンロード ］をクリックします。

④ PDF ファイルが開きます。プリントしてお使いください。

第 **1** 章

子どもの健康と保育

保育所保育指針「第3章　健康及び安全」の内容を理解し，保育の場における子どもの健康の維持増進を図る活動について学ぶ。

1 子どもの健康と保育の環境

（1）子どもの健康と保育における環境

　子どもの健康とは，どのようなものだろうか。WHO（世界保健機関）の定義も考え合わせると，身体上に何の異常もなく，望ましい成長・発達を遂げることのできるような環境を与えられ，精神的にも不安や恐怖をもつことなく，社会的にも一人一人が守られ安心して生活することができることと考えられる。さらには，子どもたちの健康をとりまく環境は，さまざまに変化し続けており，その環境に適応して生活する能力を育むことが，必要不可欠である。

　子どもたちに関わる保護者をはじめとする養育者は，子どもの健康について，認識を深めておく必要がある。そして，子どもたちが健やかな発達を遂げることのできる環境を準備しなければならない。

　保育の場における環境は，子どもたちが自己を十分に発揮し，自発的・意欲的に活動が展開される場所でなくてはならず，整った環境の中で，子どもの健全な心身は育まれていく。

　そうした活動が豊かに展開されるよう，子どもの健康と安全を守ることは，保育施設の基本的かつ重大な責務である。子どもの命を守り，その活動を支えていくために，衛生や

安全の管理については，日々の衛生や安全体制を整えるなど，子どもが安心して過ごせる保育の環境の確保に保育施設全体でとり組んでいく必要がある。

　保育所保育指針（以下，保育指針）には，保育所は，子どもが生涯にわたる人間形成にとって極めて重要な時期に，その生活時間の大半を過ごす場とある。このため，保育所の保育は，「子どもが現在を最も良く生き，望ましい未来をつくり出す力の基礎を培うために」「十分に養護の行き届いた環境の下に，くつろいだ雰囲気の中で子どもの様々な欲求を満たし，生命の保持及び情緒の安定を図ること」，特に健康に関しては，「健康，安全など生活に必要な基本的な習慣や態度を養い，心身の健康の基礎を培うこと」を目標として，めざして行わなければならない，と記されている。

　保育所保育指針解説には，「養護は一人一人の子どもに対する個別的な援助や関わりだけでなく，保育の環境の要件でなければならない」とも記されている。そして，「保育所における子どもの生活は，長時間にわたる。心身の状態や発達の面で環境からの影響を特に受けやすい時期であることから，一人一人の生活のリズムを大切にするとともに，他の子どもたちと共に過ごす生活の中で，遊びや活動が充実するよう，乳幼児期にふさわしい生活のリズムが次第に形成されていくようにすることが求められる」と記されており，一人一人の子どもに対する心身の健康への配慮が必要であることを示している。

　さらに，「また，子どもが周囲の環境に興味をもって自ら関わろうとする意欲を支え促すためには，健康や安全が守られ，安心感をもちながら落ち着いて過ごせるよう，配慮の行き届いた環境を整えることが重要である。これらのことを踏まえた上で，発達過程に即して適切かつ豊かに環境を構成することによって，子どもがそれぞれに今の自分の思いや力を十分に発揮し，保育所における遊びや活動は生き生きと豊かに展開されていく」とも記されており，子どもたちの保育における環境の重要性を示している。

（2）環境に関する3つの視点

　子どもは，保育所や幼稚園等の保育施設で長い時間を過ごすため，人的環境，物的環境，場の環境という3つの視点から環境を整備することが必要である（表1−1）。

　保育施設での子どもにとっての人的環境は，保育者だけではなく，看護師，調理師，事務・用務員，そして同年齢・異年齢の子どもたちや広くは地域の人びとも含まれる。保育者は，保育施設特有の人的環境を活かして子どもへ働きかけることが求められる。

　保育施設の物的環境には，保育室以外にも門や玄関，廊下やトイレ，園庭，毎日遊ぶおもちゃや遊具など，さまざまなものがある。テーブルや椅子の高さ，子どもが怖がらないトイレの工夫，子どもの手の届く高さの棚の設置とそこに並べる絵本など，子どもの成長発達に合わせて整備する必要がある。場の環境では，木々や草花，小川などの自然環境や

表1−1　環境の3つの視点

人的環境	保育士，幼稚園教諭などの保育職員，調理師，栄養士，看護師，事務職員など
物的環境	施設，設備，遊具など
場の環境	自然，社会，地域など

人為的につくったものである社会環境の他，地域の人びととの関わりも大切なひとつである。地域の人びとへの言葉がけやその関わり方で，子どもが地域の人びとに安心感をもてる環境づくりの機会となる。

（3）子どもの保健に関する個別対応と集団全体の健康と安全の管理

　保育における基本となるものは健やかな子どもの育ちの支援であり，健やかな生活の確立である。乳幼児が長時間にわたり集団で生活する保育施設では，一人一人の子どもの健康と安全の確保を基盤としつつ，集団の健康と安全を保障していかねばならない。

　基本は，一人一人の子どもの健康状態を把握することである。具体的には登園時から降園するまでの健康観察，保護者との情報交換，健康情報の記録・管理などであり，的確な健康状態の把握によって，異常を早期発見でき，また集団感染の蔓延を防ぐことができる。

　乳幼児が集団で過ごす場である保育施設では，保育室からトイレ，園庭まで施設すべての衛生管理や整備・点検などの安全管理（災害への備えを含む）を怠ってはならない。保育施設の健康と安全へのとり組みとして，健康関連情報，事故・安全情報（ヒヤリ・ハットなど）は職員全体で共有すること，保育の場における保健（保育保健）の知識・技術の研修，保護者や専門職者，自治体関連部署，地域の専門機関等と連携していくことが大切である。

　また，予防接種は，個人の感染症予防であるとともに，多くの子どもが予防接種を受けることで，園全体から感染症が減り，その結果予防接種を受けていない子どもたちも感染から守られるため，社会防衛でもある。

2　保育における健康と安全

（1）保育所保育指針改定の背景と「第3章　健康及び安全」

　保育所において，子どもの健康と安全などへの対応は，保育指針に基づき実施されている。保育指針はおよそ10年ごとに社会情勢の変化を反映し改定されている。以前の保育指針は2008（平成20）年に改定を行い，2009（平成21）年度に施行された。その後，2015（平成27）年4月から子ども・子育て支援新制度が施行され，地域型保育等保育の場が拡大されるなど，保育をめぐる状況は大きく変化してきた。少子化にも関わらず0〜2歳児を中心とした保育所利用児童数は増加し，子育て世帯における子育ての負担・孤立感は高まり，児童虐待相談件数は増加している。現在の保育指針は，2017（平成29）年に改定され，2018（平成30）年に施行された。表1－2は，その保育指針の改定の方向性，表1－3は，保育指針の具体的な章構成である。

表 1-2　保育所保育指針の改定の方向性

①乳児・1歳以上3歳未満児の保育に関する記載の充実
②保育所保育における幼児教育の積極的な位置づけ
③子どもの育ちをめぐる環境の変化を踏まえた健康及び安全の記載の見直し
④保護者・家庭及び地域と連携した子育て支援の必要性
⑤職員の資質・専門性の向上

表 1-3　保育所保育指針の章構成

第1章　総則
　1　保育所保育に関する基本原則
　2　養護に関する基本的事項
　3　保育の計画及び評価
　4　幼児教育を行う施設として共有すべき事項

第2章　保育の内容
　1　乳児保育に関わるねらい及び内容
　2　1歳以上3歳未満児の保育に関わるねらい及び内容
　3　3歳以上児の保育に関するねらい及び内容
　4　保育の実施に関して留意すべき事項

第3章　健康及び安全
　1　子どもの健康支援
　2　食育の推進
　3　環境及び衛生管理並びに安全管理
　4　災害への備え

第4章　子育て支援
　1　保育所における子育て支援に関する基本的事項
　2　保育所を利用している保護者に対する子育て支援
　3　地域の保護者等に対する子育て支援

第5章　職員の資質向上
　1　職員の資質向上に関する基本的事項
　2　施設長の責務
　3　職員の研修等
　4　研修の実施体制等

　「第1章　総則　2　養護に関する基本的事項」は，従来「保育の内容」の項目であったが，2017年の改定では養護は保育所保育のあり方を示す重要な内容であることから「総則」の項目となった。養護とは，「生命の保持と情緒の安定」である。保育所保育では養護と教育が一体的に展開される。乳幼児の保育は，子どもを深く愛し，子どもに共感し，常に子どもを主体とする姿勢があってはじめて成り立つという考えである。現行の保育指針では，幼い時期から非認知的能力を育てることや，乳児保育，1歳以上3歳未満児の保育をていねいに実践していくこととされていることから，養護の重要性が再確認されている。

　新しい保育指針「第3章　健康及び安全」の改定の要点としては，組織的に行う子どもの健康支援の強化，看護師等の配置を進め，専門性を生かした対応，各種ガイドライン

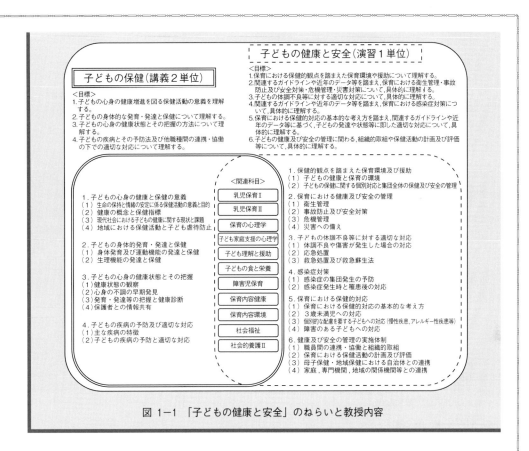

図 1−1 「子どもの健康と安全」のねらいと教授内容

（「保育所における感染症対策ガイドライン」「保育所における食事の提供ガイドライン」「保育所におけるアレルギー対応ガイドライン」「教育・保育施設等における事故防止及び事故発生時の対応のためのガイドライン」など）をふまえた対応，安全な保育環境の確保，事故の発生防止（睡眠中，プール活動・水遊び中，食事中等の場面など），障害のある子ども・特別な配慮を必要とする子どもへの対応，慢性疾患のある子ども・医療的ケアが必要な子どもなどの保育，災害への備えなどの記載が充実した。

（2）「子どもの健康と安全」テキスト（本書）の科目の目標と構成

　保育指針の改定を受けて，保育士養成課程も2018（平成30）年に改正され，2019（平成31）年より施行されている。新カリキュラムでは従来の保育士資格必修の「子どもの保健Ⅰ」（講義4単位），「子どもの保健Ⅱ」（演習1単位）が「子どもの保健」（講義2単位）「子どもの健康と安全」（演習1単位）に改編され，従来の「子どもの保健Ⅱ」の内容が，社会の状況を反映し安全な保育環境の確保という，より保育の場における実践力が求められるものになり，位置づけも「保育の対象の理解に関する科目」から「保育の内容・方法に関する科目」となった。

　本書は，この改編新科目「子どもの健康と安全」のテキストであり，厚生労働省が示している科目の教授内容は，図1−1のとおりである。子どもの保健関連科目全体が理解し

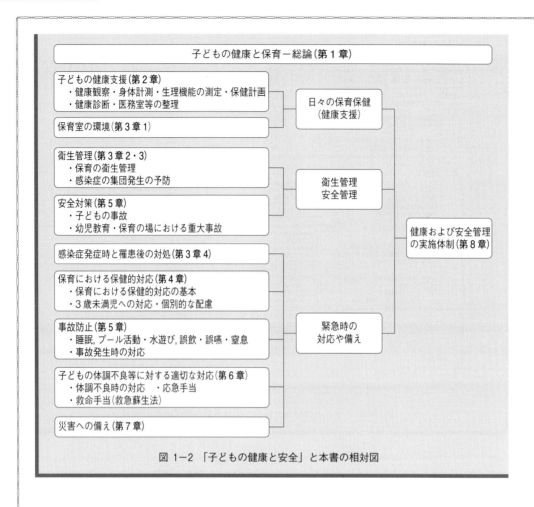

図1-2 「子どもの健康と安全」と本書の相対図

やすいように「子どもの保健」とともに，関連科目についても示した。「養護」と「第3章　健康及び安全」という保育指針の内容を実践できるような学びの科目となっている。関連科目との重複項目（成長・発達などの知識や養護技術など）も多くある中，本科目でしか学ぶことのできない項目などを意識して学んでほしい。

　そして本書はこの教授内容をもとに，保育において子どもの健やかな育ちと安全のための実践力が育成されるように構成している（図1-2）。

　第1章は，本書の総論ともいえるものであり，学びの内容は，日々の保育の場における保健である「健康支援」「衛生管理・安全管理」「急病・事故・災害などの緊急時の対応や備え」の3カテゴリに分かれ，それぞれ項目が細分化されている。そしてこれらの子どもの健康と安全のための活動すべての基盤として保育施設内の職員間や専門職種間の連携・協働，施設外，自治体・専門機関・地域との連携協働である「健康および安全管理の実施体制」（第8章）がある。

　「子どもの健康と安全」は，保育の場における子どもの健康支援を理解し，安全に対する実践力を身につけることをめざす科目である。単元に示した目的を理解し，より保育の場に対応した保健活動を身につけ，実践できるように学んでほしい。

＊第1章　子どもの健康と保育

❸ 保育者の自己管理とその必要性

　子どもが成長する過程において，集団生活の中で，感染症やけがなどの予防に努め，子どもの健康な成長を促進させることは，子どもたちに関わる大人の切なる願いである。保育指針や幼稚園教育要領にあるように，子どもの最善の利益を優先させるという観点から考えたい。

　感染症を予防するためにもっとも重要なことは，まず，子どもたちに関わる大人が健康を維持し，衛生的に過ごすことである。大人自身が子どもたちに感染症の病原体を媒介させることのないよう，自分自身の保健衛生を管理することが必要である。

　集団の子どもたちを受け入れるにあたり，当然のことながら，保育・教育に携わる大人たちが正しい手洗を励行し，口腔衛生を保持し，清潔な状態を保ちながら衛生面の準備を整えることが重要である。

❹ 保育者の手洗い

　保育の場は，子どもの排泄の世話やトイレ掃除等，生後間もない月齢の乳児の世話や食事の介助，傷の手当など，日常的に衛生的に気をつけなければならない場面が多くある。保育者から感染を広げることを防ぐために，特に大切なのが手洗いである。

　正しい手洗いとはどのようなものだろうか。常日頃から生活の中で習慣づけられるよう，手洗いの重要なポイントを知り，しっかりと時間をかけた衛生的な手洗いができるようにしておくと，子どもたちにも正しい指導を行うことができる。冬季のかぜやインフルエンザ，新型コロナウイルス，ノロウイルスなどの流行時に役立てたい。

　正しい手洗いの順序を以下に示す（図1－3）。

① 袖をまくり，流水で両手を濡らす。節水の必要があれば水道を止める。

② 固形石けん，または液体石けん（ハンドソープ）（2プッシュ）を手にとる。

③ 手のひらをこすり合わせ，しっかり泡立てる。

④ さらに手の甲を洗う。

⑤ 手を重ね合わせ，指の間をしっかり洗う。

⑥ 両手の爪の先を洗い，必要に応じてブラシを使用する。

⑦ 両手とも，親指側と小指側の両側面を洗う。

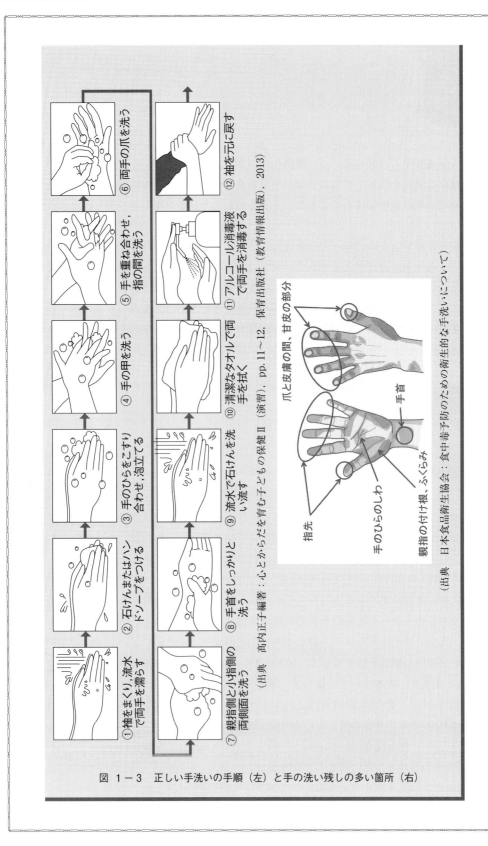

図 1 − 3　正しい手洗いの手順（左）と手の洗い残しの多い箇所（右）

①袖をまくり、流水で両手を濡らす

②石けんまたはハンドソープをつける

③手のひらをこすり合わせ、泡立てる

④手の甲を洗う

⑤手を重ね合わせ、指の間を洗う

⑥両手の爪を洗う

⑦親指側と小指側の両側面を洗う

⑧手首をしっかりと洗う

⑨流水で石けんを洗い流す

⑩清潔なタオルで両手を拭く

⑪アルコール消毒液で両手を消毒する

⑫袖を元に戻す

（出典　髙内正子編著：心とからだを育む子どもの保健Ⅱ（演習），pp. 11〜12，保育出版社（教育情報出版），2013）

指先

爪と皮膚の間、甘皮の部分

手のひらのしわ

親指の付け根、ふくらみ

手首

（出典　日本食品衛生協会：食中毒予防のための衛生的な手洗いについて）

＊第1章　子どもの健康と保育

⑧ 最後に，両手首を十分に洗う。

⑨ 流水で，両手の石けんを洗い流す。

⑩ 清潔なタオル（個人用）かペーパータオルで，両手をしっかり拭く。

⑪ アルコール消毒液は必要に応じて使用するが，アルコールに過敏な人は，手洗いを正しく行えば必ずしもアルコール消毒液を使う必要はない。

⑫ 袖を元に戻し，整える。

以上の手洗いを，必ず石けんを使用し10秒もみ洗いしてから，流水で15秒すすぐことを正しく実践すれば，常在菌やウイルスを約99％以上も除去できるといわれている。「お誕生日のうた」を２回歌う間，など工夫して，しっかりと時間をかけていねいに洗うことが大切である。そして，洗い残しのないよう，指の間など，すみずみまできちんと洗うことを習慣にする。保育者は，子どもにとって生活習慣形成のモデル（ロールモデル）となる自覚をもって行動することが必要である。

近年，多種類の薬用石けんが販売され，正しい手洗いを励行することが，細菌やウイルスによる感染症を予防するもっとも身近な方法であることが，広く認知されている。日常生活の中で習慣化されるべき清潔を維持するための方法であるといえる。

【演習課題】

1．「保育者（職員）の衛生管理」について，『保育所における感染症対策ガイドライン（2018年改訂版）（2021（令和３）年８月一部改訂)』で調べてみよう。

2．手洗い指導（シミュレーション演習①）

●参 考 文 献

・汐見稔幸・無藤　隆監修：保育所保育指針　幼稚園教育要領　幼保連携型認定こども園教育・保育要領解説とポイント，ミネルヴァ書房，2018

・厚生労働省：保育所保育指針解説，2018

・厚生労働省社会保障審議会：保育所保育指針の改定に関する議論のとりまとめ，2016

・髙内正子・豊田和子・梶　美保編：健やかな育ちを支える乳児保育Ⅰ・Ⅱ，建帛社，2019

・髙内正子編著：心とからだを育む子どもの保健Ⅰ，保育出版社（教育情報出版），2013

・髙内正子編著：心とからだを育む子どもの保健Ⅱ（演習），保育出版社（教育情報出版），2013

シミュレーション演習①　手洗い指導

【シミュレーションシナリオ】

1．テ ー マ	手洗い指導をしよう
2．場　　面	保育室
3．目　　標	① 手洗いの意義を子どもたちに伝えることができる。
	② 子どもたちに正しい手洗いの方法を身につけさせることができる。
	③ 発達段階に合わせた指導の工夫ができる。

4．児の情報

年長クラス○人。とても元気で明るく，活発な子どもたちである。

5．課　　題

「年長クラス全員に手洗い指導をしてください」

6．役割分担

担任の先生，クラスの友だち，副担任の先生など

7．事前準備

○爪が長い場合は切ってくるように事前に伝えておく。

○手指にけがなどはないか，あらかじめ確認しておく。

8．必要物品

□石けん（可能であればハンドソープ）

□タオルまたはペーパータオル

□秒針のついた時計またはストップウォッチ

□手洗いチェッカー（あれば）

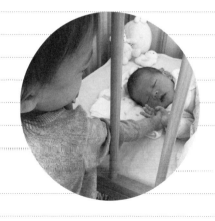
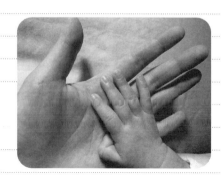

子どもの健康支援

健康状態の把握，登園時の視診，生理機能の測定と異常の早期発見，保育計画，園外保育時の対応や情報の共有など，保育の場における子どもの健康支援の実際について学ぶ。

1 日々の健康観察

（1）健康状態の把握

　乳幼児は大人に比べて免疫機能が未熟なため，感染症などにかかりやすく，急速に増悪・進行しやすい。また低年齢の場合には，言葉や認知能力も発達過程にあり，現在の状態を的確に言葉で表現することができない場合もある。そのため，保育者は子どもを十分に観察することが必要である（図2－1）。

　子どもの健康状態や発育および発達状態を的確に把握することは，心身の状態に即して適切な関わりや配慮を行うために欠かすことができない。また，定期的・継続的に把握することによって，慢性疾患や障害，不適切な養育などの早期発見につながることもある。乳幼児期の子ども同士が集団で生活を共にする保育施設においては，一人一人の健康状態を把握することができ，早期に疾病予防策を立てることにも役立つ。

　保育者による日々の健康観察では，子どもの心身の状態をきめ細かく確認し，平常とは異なった状態を速やかに見つけ出すことが重要である。観察すべき項目としては，機嫌，食欲，顔色，活動性など，どの子どもにも共通した項目と，一人一人の子ども特有の疾病等に伴う症状がある。また，同じ子どもでも発達過程により症状の現れ方が異なることもあり，子どもの心身の状態を日頃から把握しておく。特に小さな子どもは言葉でうまく表

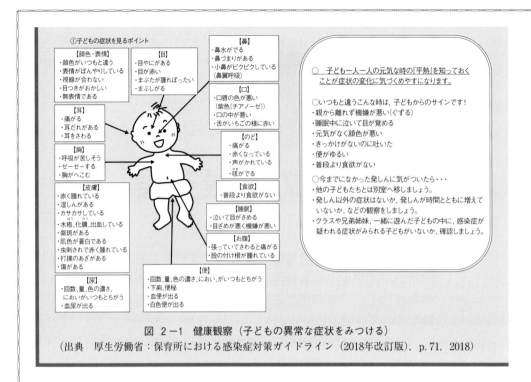

図 2-1　健康観察（子どもの異常な症状をみつける）
（出典　厚生労働省：保育所における感染症対策ガイドライン（2018年改訂版），p. 71, 2018）

現できないことも多いため，保育者は注意して異常の早期発見に努める。

（2）登園時の観察ポイント

　保育の場において，1日の始まりは子どもの健康状態の把握からといっても過言ではない。登園時には全身状態を観察し，異常がないかを確認する。また保護者から自宅での様子や変化なども十分に聞きとり，総合的に健康状態を評価する。その際，保育者がいつもと違うと感じる部分があった場合には，その後の子どもの変化は特に注意して観察する必要がある。

（3）情報の共有

　社会環境が大きく変化し，以前にも増して保育所や幼稚園等の保育施設に通う子どもが増えている。つまり，多くの子どもは，親の目が届きやすい家庭を離れ，長い時間を集団で過ごさねばならないのである。そのため，保育施設の環境整備とあわせて，家庭外における健康管理がより一層重要となる。健康上で配慮が必要な子どもについては担当保育者ひとりで抱え込むことがないようにし，保育施設で働くすべての職員間で情報を共有し，複数の目で観察していく。

　また，保育施設内での様子は迎えに来た保護者に報告し，家庭と連携しながら子どもの心身の発達を支える。

2　身体計測と発達状態の把握

（1）身体計測の意義

　子どもの発育には個人差があるが，乳幼児期の発育は出生体重や栄養法，子どもの状態により変わってくる。身体計測は，客観的に乳幼児の身体発育，栄養状態を評価するだけでなく，疾病による異常の早期発見に必要な情報を得ることができる。

　子どもの発育にはさまざまな要因が関与するため，１回の計測だけではなく，継続的な計測により総合的に評価する。保育の場における身体測定の計測項目は，一般に乳児期は，身長，体重，胸囲，頭囲の４項目であり，幼児期は，身長，体重，頭囲の３項目である。しかし，これらの項目は身体発育に関するひとつの情報にすぎないため，発育が順調かは総合的に判断する必要がある。また，身体計測は手軽に活用できる指標であるため，さまざまな場所で行われ評価されるが，正確に計測することがとても重要である。表２－１に，身体計測の注意点をあげる。

表 2－1　身体計測の注意点

・計測に用いる計測用具は正確であること。そのため１年に１回計量検査を受ける。 ・乳幼児の発達段階に合った計測器具や方法を選択する。 ・計測時の条件を一定にする（計測時間，計測器具，計測部位）。 ・プライバシーを守り，保温，衛生にも十分に注意する。 ・乳幼児の安全には十分に配慮し，適切な手順・手技で計測する。 ・計測後すぐに前回の値と比較し，著しい誤差がないことを確かめる。

（2）身長計測

　身長は長管骨（四肢を構成する細長い骨）の伸長を反映している。遺伝的要素があるといわれているが，両親との相関は高くない。出生時の状況やその後の栄養状態の影響を受けている。

1）2歳未満の乳幼児の計測方法

① 身長計を点検する。

② 身長計の上にバスタオルを敷き，直接肌に当たらないようにする。

③ 乳幼児を裸にしても寒くないように室温を調整する。

④ 乳幼児を裸にし，乳幼児を仰向けにして身長計の台板上に寝かせる。

⑤ 補助者は乳幼児の頭頂点を固定板につけ，頭部と肩を固定する。

⑥ 計測者は乳幼児の片側に立ち，乳幼児の頭に近いほうの手で乳幼児の両膝を軽く抑えて下肢を伸展させ，もう一方の手で移動板をすべらせて足底に当てて計測値を読む。

⑦ 前回の計測値との差が著しい場合は再計測する。

⑧ 乳幼児が動いて計測が不正確なときは３回計測し，平均をとる。

〔ポイント〕

・計測は計測者と補助者の2人で行う。

・身体がまっすぐであることを確認する。

・耳孔と目を結んだ直線が足底板に対して直角になるよう頭部を固定する*1。

・移動板と足底が直角になるよう固定する*2。

・計測値の単位は cm，小数第一位まで読む。

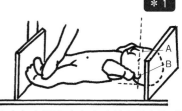

目（A）と耳孔（B）とを結んだ直線が台板（水平面）に垂直になるように頭を固定する。図では頭部を保持するための手を省略しています。

2）2歳以上の幼児の計測方法

① 身長計（学童用または普通のもの）の点検をする。

② 全裸かパンツ1枚になり足踏み台に乗る。

③ 尺柱にかかと，おしり，背中を密着させる*3。

④ 計測者は幼児の片側に立ち，横規をおろし，軽く頭頂部にふれるところで計測値を読む。

⑤ 前回計測値との差が著しい場合は再計測する。

〔ポイント〕

・眼窩下線と外耳孔上線を結ぶ線が水平になるように後頭部を密着させる（耳眼水平）*3。

・裸足になり，足先は30度くらいの角度に開く*4。

・胸をあまり張らないようにし，お腹を引かせる。

・あごは引き，耳孔と目を結んだ直線が水平になるよう頭部を固定する*5。これには，補助者が幼児の顔面と同じくらいの高さから話しかけるとよい。このとき，後頭部は必ずしも尺注につかないため，強く押しつけない。

・腕は肩の力を抜き自然に垂らして太もも側面につける。

・計測値を読むときは目盛りの高さと目の高さが同じになるようにする。

・計測値の単位は cm，小数第一位まで読む。

・髪の毛が長い場合は真ん中でひとつに結ぶのを避ける。

・立位での測定ができない場合は測定不能とする。

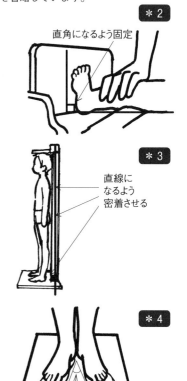

直角になるよう固定

直線になるよう密着させる

3）身長増加の目安（表2-2）

表2-2　身長増加の目安

年　齢	身　長	出生時と比べて
出生時	約50cm	1倍
1歳	約75cm	1.5倍
4歳	約100cm	2倍
12～13歳	約150cm	3倍

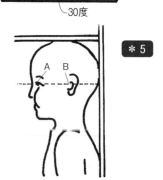

30度

目（A）と耳孔（B）とを結んだ直線が水平になるように頭を固定する。

（3）体重計測

体重は筋肉や皮下脂肪の状態，発育状態，栄養状態を反映している。その時々で多少の増減をしながら月年齢とともに徐々に増加していく。身体に異常があるときはまず体重に影響しやすく，異常の早期発見につながりやすい。

5か月までは1週間，6か月～1歳までは2週間，1歳からは1か月に1回の間隔で計測するのがのぞましい。

1）2歳未満の乳幼児の計測方法

① 仰臥位か座位を選択する。

② 体重計を点検する。

③ 乳幼児を裸にしても寒くないように室温を調整する。

④ 乳幼児用体重計にバスタオルを敷き目盛りを0に合わせる。

⑤ 衣服を脱がせ裸にし，静かに体重計の上に乗せる。

⑥ 体動の少ない時点で目盛りを読む。

⑦ 前回計測値との差が著しい場合は再計測する。

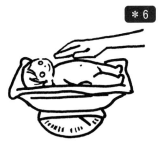

＊6

〔ポイント〕

・計測中は乳児から目を離さず，手を身体の上方に差し出し，転落防止に努める＊6。

・食直後の計測は避け，できるだけ同じ条件下で計測する。

2）2歳以上の幼児の計測方法

① 体重計を点検する。

② 室温を調整し，幼児を裸にしても寒くないようにする。

③ 体重計が水平に置かれていることを確認する。

④ 幼児をパンツのみで体重計の中央に静かに立たせる＊7。

⑤ 計測値を読む。

⑥ 前回計測値との差が著しい場合は再計測する。

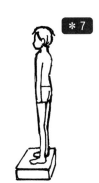

＊7

〔ポイント〕

・食直後の計測は避け，できるだけ同じ条件下で計測する。

3）体重増加の目安（表2-3）

表 2-3　体重増加の目安

年　齢	体　重	出生時と比べて
出生時	3kg	1倍
3か月	6kg	2倍
1歳	9kg	3倍
3～4歳	15kg	5倍

（4）胸囲計測

　胸囲は胸郭内の肺，心臓などの臓器発育を反映する。乳児では頭囲との割合を知ることにより，栄養障害と脳発育障害を知ることができる。

1）計測方法

① 乳幼児を裸にしても寒くないように室温を調整する。

② 乳児の場合は衣服を脱がせ裸にした後，バスタオルの上に仰向けに寝かせ計測する。

③ 幼児の場合は立位の姿勢で計測する。

④ 両腕を軽く側方に開かせ，片手にメジャーを持ち背面から前方にまわす。

⑤ メジャーは左右の乳頭点直上部を通り，体軸に水平になるように巻きつける[8]。

⑥ 前回計測値との差が著しい場合は再計測する。

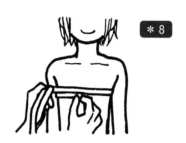

＊8

〔ポイント〕

・呼気と吸気の間に計測値を読む。泣いているときは避ける。また，幼児は胸に力を入れることがあるので，このようなときは話しかけるなどして緊張を和らげるとよい。

・メジャーは強く締めず，皮膚面からずり落ちない程度とする。

・メジャーがねじれたり曲がったりしないようにする。

・計測値の単位は cm，小数点第1位まで読む。

・メジャーを引き抜くときは乳児の身体を浮き気味にしてゆっくりと引き抜く。

・強く引き抜くと，摩擦で皮膚を傷つける場合がある。

・乳児では1か月に1回計測を行う。

（5）頭囲計測

　頭囲は頭蓋骨の発育状態の評価とともに，頭蓋の形態異常や脳の奇形などの発育異常を知る指標となる。脳発育の著しい乳児期では大泉門とともに頭囲の計測は欠かせない。

1）計測方法

① 計測者は片手にメジャーの0点を持ち，もう一方の手で後頭結節（頭部の最も突出した部分）を確認してあて，左右の高さが同じくらいになるようにしながら前頭部にまわして交差し，額の突出部ではなく左右の眉の直上を通るようにメジャーを巻きつける[9,10]。

② 計測値の単位は cm，少数点第1位まで読む。

③ 前回計測値との差が著しい場合は再計測する。

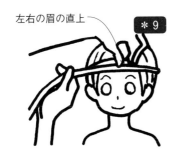
左右の眉の直上　＊9

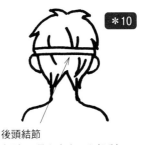
＊10
後頭結節
（頭部の最も突出した部分）

〔ポイント〕

・乳幼児は仰臥位で，幼児は座位か立位で計測する。泣きあばれる場合は，母親や付添人が抱いた状態でもよい。

・メジャーがねじれたり曲がったりしないようにする。

・計測時は頭の形，乳児では大泉門の大きさや膨隆などの観察を行う。

2）大泉門の計測

大泉門とは前頭骨と頭頂骨に囲まれたひし形の部分であり（図2－2），生後9か月頃までは増加するが，その後は縮小し，1歳6か月頃までには閉鎖する。大泉門が膨隆しているときは髄膜炎などの頭蓋内圧亢進を，陥没しているときは脱水を疑う。

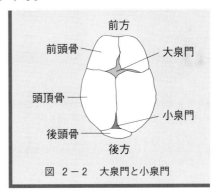

前方
前頭骨　大泉門
頭頂骨
後頭骨　小泉門
後方
図2－2　大泉門と小泉門

（6）乳幼児身体発育の評価

評価方法として，以下の2つがあげられる。

・計測値を組み合わせて得られる指数を算出する方法（カウプ指数，ローレル指数，肥満度）。

・計測値と年齢，性別ごとに出されている標準値と比較する方法。

1）カウプ指数

乳幼児期の発育状態を評価する代表的なものに，身長と体重の計測値を組み合わせて相対的指数で表現するカウプ指数がある。カウプ指数は生後3か月以降の乳幼児の発育状態や栄養状態を調べるのに用いられる（図2－3）。

カウプ指数＝体重(g)÷身長²(cm)×10

2）パーセンタイル曲線

厚生労働省が10年ごとに調査し，発表している，乳幼児身体発育曲線（パーセンタイル曲線）がある（p.133～136，参考資料①参照）。3，10，25，50，75，90，97パーセンタイルの数値が性別ごとに示されている。50パーセンタイル値は中央値であり，3パーセンタイル値未満，97パーセンタイル値を超えるものは一度医師の診察が必要である。

発育評価は1回の計測のみで評価せず，今までの経過も含め評価する。また，一つ一つの数値のみにとらわれるのではなく，全身状態を総合的に評価する。

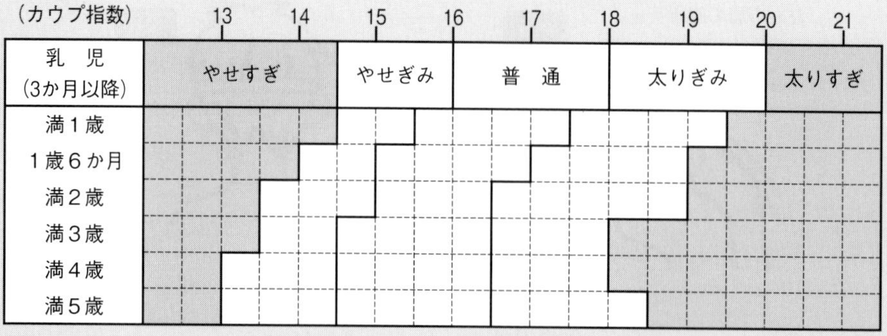

（カウプ指数）	13	14	15	16	17	18	19	20	21
乳　児 （3か月以降）	やせすぎ		やせぎみ		普　通		太りぎみ		太りすぎ
満1歳									
1歳6か月									
満2歳									
満3歳									
満4歳									
満5歳									

図 2-3　カウプ指数による発育状況の判定

3　生理機能の測定と異常の早期発見

　乳幼児は，自ら身体の変調を上手に伝えることができない。また，病状の変化が速く，重篤化しやすい。そのため，子どもの異常は早期に発見する必要がある。そこで保育者は子どもの行動を観察するとともに，客観的なデータを測定して，乳幼児の健康状態を把握することが大切である。表2-4に生理機能の測定の注意点をあげる。

表 2-4　生理機能の測定の注意点

・原則として安静時に測定する。
・啼泣（声をあげて泣くこと）や体動により変動しやすい呼吸数，脈拍数，体温の順に測定する。
・乳幼児は測定中にじっとしていることを苦痛に感じ，不安から啼泣することがあるため，工夫して短時間のうちに正確に実施する。
・乳幼児は年齢によって正常値が異なるため，発達段階に沿った正常値を把握する。
・測定値と正常値の比較だけで判断するのではなく，日頃からその子どもの通常の値を知っておく。

（1）体温測定

　体温とは身体の温度のことである。人間の体温は外気温に左右されず，常に一定である身体深部の核心温と，環境温度の影響を受けやすい外殻温がある。核心温を知りたいが，測定するのは困難なため，より核心温に近い部分（腋窩（わきの下），耳）で測定する。

1）子どもの体温

　乳幼児は体温調節機能が未熟なことや，体重あたりの体表面積が大人と比較して大きいことなどにより環境温度の影響を受けやすい。また，乳幼児は代謝がさかんであり，運動も活発なため，大人に比べて体温はやや高い。

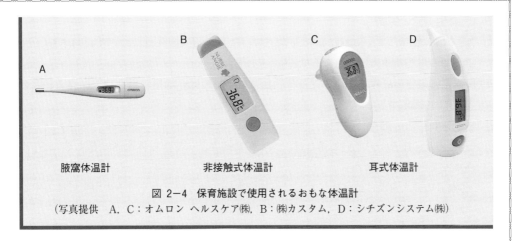

図 2-4　保育施設で使用されるおもな体温計
（写真提供　A, C：オムロン ヘルスケア㈱, B：㈱カスタム, D：シチズンシステム㈱）

2）体温計の種類と特徴

体温計にはさまざまなものがあるが，特徴をふまえて選択する（図2-4）。

① **電子体温計（腋窩（わきの下）用）**　一般的で幅広い年齢の層の子どもに用いられる。実測式と予測式があり，予測式は1〜2分程度で測定できる。

② **非接触式体温計**　赤外線センサーによる測定で，額やこめかみで測定する。直接肌にふれることがないため衛生的であり，寝ている子どもを起こすことなく測定することができる。1〜2秒程度で測定できるため子どもの計測にはとても便利である。汗をかいている場合体温が低く表示されるため，汗を拭きとってから測定する。

③ **耳式体温計**　赤外線センサーによる測定で，鼓膜温の測定に用いられる。1〜2秒程度で測定できるため，子どもの計測にはとても便利であるが，耳への挿入角度や耳垢により誤差が生じる可能性がある。中耳炎などの耳の疾患があるときには適さない。

④ **直腸用体温計**　もっとも正確な深部体温が測定できる。直腸粘膜を傷つけやすいため注意が必要である。衛生的な観点からも，不特定多数を測定する保育の場には適さない。下痢をしているときには，刺激となるため使用しない。

⑤ **口腔用体温計**　子どもの場合は，口腔内への体温計の挿入は危険なため適さない。
＊口腔用，直腸用は危険を伴うため，保育施設では使用しない。

3）測定部位による温度の違い

ひとりの子どもであっても計測部位により体温は異なる値となるため，測定部位による温度の違いを把握しておく（図2-5）。また，適切な評価をするためにも，毎回同一部位で測定する。

腋窩温　＜　口腔温　＜　鼓膜温　＜　直腸温
腋窩より+0.2〜0.5℃　　腋窩より+0.6℃　　腋窩より+0.8〜0.9℃

図 2-5　測定部位による温度の違い

4）体温測定の実際

ここでは一般的によく使われる腋窩（わきの下）温の測定の仕方について説明する。

① 45度の角度で挿入し測定する[12]。

② 測定側の腕を身体に密着させる[13]。乳児や年齢の低い幼児の場合は，保育者が腕を押さえて固定する。

〔ポイント〕

・わきの下に汗をかいている場合は，タオルで拭きとってから体温測定をする（汗をかいていると温度が低くなる）。

・体温計の挿入角度は腋窩線に対して45度であり，わきの下のくぼみの中央に挿入する（両端は温度が低くなる）。

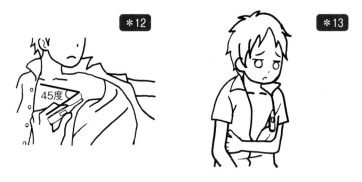

・乳児の場合，動かないように抱っこしたり，腕を押えたりして固定する。

・幼児の場合，自分で反対側の腕で押さえるように指導するなどして固定する。

・電子体温計の計測時間は説明書を確認し，指示に従う。

・予測式の体温計は微妙な体温の変化を測定するには不適当であるが，通常の子どもの体温を測定するには十分であり，それぞれ特徴を知り選択していくとよい。

・測定後は体温計をアルコール消毒してからケースに戻す。

5）体温の基準値（表2－5）

表 2-5　体温の基準値

発達段階	正常体温（℃）
新生児	36.7～37.5
乳　児	36.8～37.3
幼　児	36.6～37.3
学　童	36.5～37.3

6）そ の 他

その他，同時に観察すべき点として，熱感・冷感があるか（触ったときに熱い，冷たい），発汗があるか，顔色はどうか（顔面紅潮，チアノーゼ），子どもが訴える自覚症状があるかなどがあげられる。

（2）呼吸測定

呼吸とは，空気中の酸素を体内にとり入れ，体内に生じた二酸化炭素を空気中に排出するガス交換のことである。呼吸運動の調節は延髄にある呼吸中枢でコントロールされている。また，大脳辺縁系の影響も受けているため，意識によって変化するという特徴をもっており，意識的に速めたり，止めることができる。

呼吸運動は肋間筋と横隔膜の協調運動であるが，おもに肋間筋を用いての呼吸を胸式呼吸，横隔膜を用いての呼吸を腹式呼吸，両者を合わせて行う呼吸を胸腹式呼吸という。

1）子どもの呼吸

子どもの呼吸パターンは，成長によって変化する。子どもの呼吸は大人と比べてリズムが不規則であるが，成長とともに次第に規則的になってくる。

2）呼吸測定の実際

① 胸腹部の上下運動を観察して，1分間測定する。

② 目で見てわかりにくい場合は胸腹部に軽く手を当て測定する[*14]。このとき，泣かせないように注意しなければならない。

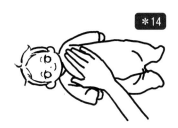

*14

〔ポイント〕

・呼吸は変動が激しいため，入浴，食事，運動の直後は避け，不用意に泣かせてしまわないようにする。

・測定していることを意識してしまうと呼吸数やリズムが変化することがあるため，呼吸を数えていることを気づかせない。

・測定は睡眠時，安静時に気づかれないように1分間測定する。

3）呼吸数の基準値と呼吸の型 （表2-6）

表 2-6　呼吸数の基準値と呼吸の型

発達段階	呼吸数（回/分）	呼吸の型
新生児	40～50	腹式呼吸
乳　児	30～40	腹式呼吸
幼　児	20～30	胸腹式呼吸
学　童	15～25	胸式呼吸

4）そ の 他

その他，同時に観察すべき点の例として，呼吸時の音（グーグー，ゼーゼー，ヒューヒューなど），息苦しそうな顔をしていないか，速さやリズムはほぼ一定か，唇の色はピンクか（紫色になっていないか）などがあげられる。

（3）脈 拍 測 定

脈拍とは心臓のポンプ作用により，血液を左心室から大動脈に送り出すときに生じる波動であり，心臓，血管，血液の状態を反映する。子どもは成長に伴って心臓も大きくなり，心筋の力が強くなり，1回に送り出される血液の量が増加するため，年齢とともに脈

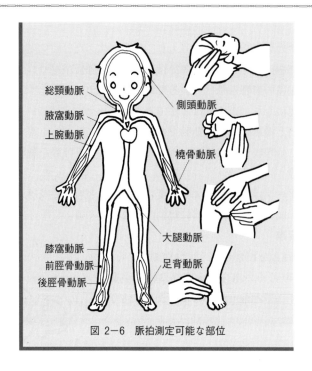

図 2−6 脈拍測定可能な部位

拍数は減少する。

1）子どもの脈拍

　脈拍は，発熱，啼泣，授乳，入浴，運動により増加する。乳幼児の脈拍は，体温が1℃上昇すると10回/分以上増加する。

2）脈拍測定の部位

　一般的に橈骨動脈で測定するが，他にも測定可能な部位があることを知っておくとよい（図2−6）。

3）脈拍測定の実際

① 橈骨動脈に人差指，中指，薬指の3本を当てて脈拍が触れることを確認する[15]。

② 通常1分間の脈拍数を測定する。

③ 測定のために1分間手を固定されるのを嫌がる子どもも多いため，気持ちが他に向くよう工夫する。

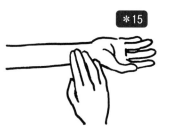

〔ポイント〕

・運動，啼泣，食事，授乳，入浴，精神的興奮，発熱などの状態により脈拍数は増加するため，緊急時以外は安静時，もしくは睡眠時に測定する。

・測定部位は橈骨動脈のみでなく，足背動脈，大腿動脈などがあり，子どもが嫌がらない部分で測定する。

4）脈拍数の基準値（表2−7）

表 2−7　脈拍数の基準値

発達段階	脈拍数（回/分）
新生児	120〜140
乳　児	120〜130
幼　児	90〜120
学　童	80〜90

5）そ　の　他

　その他，観察すべき点の例として，脈拍のリズムは一定かどうか（不整脈はないか），脈の強さはどうかなどがあげられる。

（4）全身状態の把握

　子どもの健康状態の把握においては，体温，脈拍，呼吸のそれぞれを個別にではなく，総合的に評価する。

4　保健計画の作成，健康診断の実施と記録の活用

（1）保　健　計　画

　子どもの健康・安全管理，または，保育施設の職員が連携して，計画的に円滑に進めていかなければならない。そのためには年間保健計画を立案し，その計画に沿って実行していくことが求められる。保健計画には現在の問題点に対する目標と，目標に向けた実施内容，実施時期，留意点などを記載する。実施内容の項目例は，健康診断や歯科健診などの保健行事，季節に流行する感染症などの予防と対処法などの保健指導，歯磨き指導などの健康教育などが考えられる。詳細は第8章第2節を参照。

（2）健　康　診　断

　保育施設では，児童福祉施設の設備及び運営に関する基準（昭和23年厚生省令第63号）もしくは学校保健安全法において定期健康診断が義務づけられている。健康管理の責任者は各施設長であるが，健康診断は園医もしくは嘱託医によって行われる。健康管理に関する記録は個人情報であり，とり扱いは十分に注意する。

　健康診断の結果は，異常が認められた子どもだけではなく，健康と認められた子どもに対しても保護者に結果を通知し，家庭と保育施設で情報共有を行い協力して子どもの健康増進に努める。

＊3　生理機能の測定と異常の早期発見

5 医務室等の整理

　医務室・保健室は，おもに体調不良の子どもが安静に過ごせる環境や，けがをした場合の応急手当をする場としての機能が求められている。そのため，子どもが安心して来室し，気持ちよく過ごせるように整備しておく。また，子どもの疾病の事態に備え，保育施設で働く全職員がいつでも対応できるように，備品の保管場所や対応方法などを日常的に把握しておく。

　①　**医務室の救急箱**[*16]**に入れておくとよいもの**　　常備薬，ガーゼ，包帯，テープ，はさみ，絆創膏，三角巾，消毒薬，刺抜き，体温計

　②　**園外保育時に持参する応急バッグ**[*17]**に入れておくとよいもの**　　常備薬，ガーゼ，包帯，テープ，はさみ，絆創膏，三角巾，消毒薬，刺抜き，体温計，ビニール袋，使い捨て手袋，ティッシュペーパー，ペンライト，保冷剤，メモ用紙，鉛筆

　＊使用後は必ず補充し，いざというときにあわてないようにしておく。

　＊上記のほか，連絡をとるための携帯電話を応急バッグといっしょに持参するのを忘れないようにする。

＊16

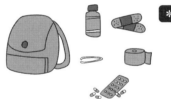
＊17

【演習課題】

　1．登園時の子どもの観察項目のポイントについてあげてみよう。

　2．保育施設における与薬はどうあるべきか，保育所保育指針解説を
　　確認しておこう。

●**参考文献**

・髙内正子編著：改訂　子どもの保健演習ガイド，建帛社，2015
・平成29年告示幼稚園教育要領　保育所保育指針　幼保連携型認定こども園教育・保育要領〈原本〉，チャイルド本社，2017
・東社協保育士会保健部会編集：やるべきことがすぐわかる　今日から役立つ保育園の保健の仕事　改訂版，赤ちゃんとママ社，2018
・小野正子，草場ヒフミ：根拠がわかる小児看護技術，メヂカルフレンド社，2008
・聖マリアンナ医科大学病院看護部編集：みるみる身につくバイタルサイン，照林社，2014
・筒井真優美監修：小児看護実習ガイド，照林社，2007

環境および衛生管理

保育の場における環境管理，衛生管理（室内および室外における対応），感染症対策（集団発生の予防，感染症発生時および罹患後の対応）の実際について学ぶ。

1 保育施設の環境

（1）保育室内の環境

　子どもたちが健やかな発達を促され，健康で安全に生活するためには，子どもたちの成長に合わせて，保育施設内の温度，湿度，換気，採光，音などの環境が常に適切な状態に整備されていることが必要である。

　保育室は，１日の大半を過ごす生活の場である。産休明けの０歳児から成長・発達の著しい時期にある６歳までの子どもたちの基本的な生活の場として，安全面と衛生面を考慮した適切な環境条件を保つことが求められる。また，午睡，休息が必要に応じて行え，子どもにとって家庭的な親しみとくつろぎの場となるとともに，いきいきと活動ができる場となるように配慮する。

1）温度・湿度

　適切な室温は，冬季20〜23℃，夏季26〜28℃であり，外気との差を２〜５℃に整える。湿度は高めの60％とし，温湿度計を備えて調整する。適宜加湿器や濡れタオルなどを用いて，室内の乾燥に注意し，一定の湿度を保つようにする。加湿器を使用する場合は，カビや雑菌が繁殖しないように，吸気口，タンク，フィルタなどをこまめに洗う。暖房をつけるタイミングは，室温が15℃以下にならないようにするだけではなく，子どもたちの顔色

を見て判断する。普段よりも顔色や唇が青ざめていたり手足の血色が悪くなったりしていたら，暖房を入れるようにする。

2）採光・照明・換気

保育室は日当たりがよく，自然の採光が得られることが大切だが，子どもの年齢構成や体質などを考慮し，強い直射日光が当たる場合はカーテンなどで調節する必要がある。室内が暗い場合は，照明を使用する。直射日光が明る過ぎる場合は目が疲れるので，適宜カーテンなどでさえぎるなどの工夫をする。睡眠時間中であっても，子どもの顔色や表情が見える明るさを保つ。換気により，室内の塵埃や病原菌を追い出すことは，感染症などの予防にもなる。1時間に1回は窓を開放し，空気の入れ替えをする（5〜10分程度）。カビの発生につながる結露が生じる場合は，健康に悪影響があるのでこまめに拭きとる。

3）騒　　音

保育室内の騒音に関する基準はないが，窓を閉じているときは50dB（デシベル）以下，窓を開けているときは55dB以下が望ましいとされる。保育室間に壁や仕切りなどがない場合には，保育内容の妨げとならないような調整を行う。

2　保育の衛生管理

保育施設は，多くの子どもたちが一緒に生活する場で，その衛生管理については，児童福祉施設の設備及び運営に関する基準第10条に規定されている。集団保育の場で，感染症の広がりを防ぎ，安全で快適な保育環境を保つために，日頃からの清掃や衛生管理が重要である（表3−1）。職員の衛生管理も重要である（第1章参照）。また，消毒薬の種類と適正な使い方（表3−2，3−3）を把握するとともに，子どもの手の届かない場所に置くなどの管理を徹底し，安全の確保を図る。具体的な内容は「保育所における感染症対策ガイドライン（2018年改訂版）」（2021年8月一部改訂）を参考に実施する。

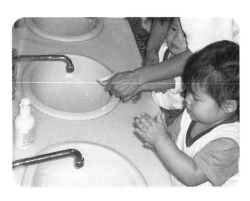
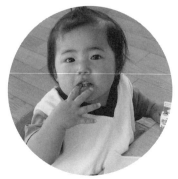

表 3-1　保育施設内外の衛生管理

保育室	・日々の清掃で清潔に保つ。ドアノブ，手すり，照明のスイッチ（押しボタン）等は，水拭きした後，アルコール等による消毒を行うと良い。 ・季節に合わせた適切な室温や湿度を保ち，換気を行う。加湿器使用時には，水を毎日交換する。また，エアコンも定期的に清掃する。
手洗い	・食事の前，調乳前，配膳前，トイレの後，おむつ交換後，嘔吐物処理後等には，石けんを用いて流水でしっかりと手洗いを行う。 ・手を拭く際には，個人持参のタオルかペーパータオルを用い，タオルの共用は避ける。個人持参のタオルをタオル掛けに掛ける際には，タオル同士が密着しないように間隔を空ける。 ・固形石けんは，1回ずつ個別に使用できる液体石けんと比較して，保管時に不潔になりやすいことに注意する。また，液体石けんの中身を詰め替える際は，残った石けんを使い切り，容器をよく洗い乾燥させてから，新しい石けん液を詰める。
おもちゃ	・直接口に触れる乳児の遊具については，遊具を用いた都度，湯等で洗い流し，干す。 ・午前・午後とで遊具の交換を行う。 ・適宜，水（湯）洗いや水（湯）拭きを行う。
食事・おやつ	・テーブルは，清潔な台布巾で水（湯）拭きをして，衛生的な配膳・下膳を心掛ける。 ・スプーン，コップ等の食器は共用しない。 ・食後には，テーブル，椅子，床等の食べこぼしを清掃する。
調乳・冷凍母乳	・調乳室は清潔に保ち，調乳時には清潔なエプロン等を着用する。 ・哺乳瓶，乳首等の調乳器具は，適切な消毒を行い，衛生的に保管する。 ・ミルク（乳児用調製粉乳）は，使用開始日を記入し，衛生的に保管する。 ・乳児用調製粉乳は，サルモネラ属菌等による食中毒対策として，70℃以上のお湯で調乳する。また，調乳後2時間以内に使用しなかったミルクは廃棄する。 ・冷凍母乳等を取り扱う場合には，手洗いや備品の消毒を行うなど，衛生管理を十分徹底する。母乳を介して感染する感染症もあるため，保管容器には名前を明記して，他の子どもに誤って飲ませることがないように十分注意する。
歯ブラシ	・歯ブラシは個人専用とし，他の子どものものを誤って使用させたり，保管時に他の子どものものと接触させたりしないようにする。 ・使用後は，個別に水で十分にすすぎ，ブラシを上にして清潔な場所で乾燥させ，個別に保管する。
寝具	・衛生的な寝具を使用する。 ・個別の寝具にはふとんカバーをかけて使用する。 ・ふとんカバーは定期的に洗濯する。 ・定期的にふとんを乾燥させる。 ・尿，糞便，嘔吐物等で汚れた場合には，消毒（熱消毒等）を行う。
おむつ交換	・糞便処理の手順を職員間で徹底する。 ・おむつ交換は，手洗い場があり食事をする場所等と交差しない一定の場所で実施する。 ・おむつの排便処理の際には，使い捨て手袋を着用する。 ・下痢便時には，周囲への汚染を避けるため，使い捨てのおむつ交換シート等を敷いて，おむつ交換をする。 ・おむつ交換後，特に便処理後は，石けんを用いて流水でしっかりと手洗いを行う。 ・交換後のおむつは，ビニール袋に密閉した後に蓋つき容器等に保管する。 ・交換後のおむつの保管場所について消毒を行う。
トイレ	・日々の清掃及び消毒で清潔に保つ。（便器，汚物槽，ドア，ドアノブ，蛇口や水まわり，床，窓，棚，トイレ用サンダル等） ・ドアノブ，手すり，照明のスイッチ（押しボタン）等は，水拭きした後，消毒用エタノール，塩素系消毒薬等による消毒を行うと良い。ただし，ノロウイルス感染症が流行している場合には塩素系消毒薬を使用するなど，流行している感染症に応じた消毒及び清掃を行う必要がある。

砂場	・砂場は猫の糞便等が由来の寄生虫，大腸菌等で汚染されていることがあるので，衛生管理が重要である。 ・砂場で遊んだ後は，石けんを用いて流水でしっかりと手洗いを行う。 ・砂場に猫等ができるだけ入らないような構造とする。また，夜間はシートで覆うなどの対策を考慮する。 ・動物の糞便，尿等がある場合は，速やかに除去する。 ・砂場を定期的に掘り起こして，砂全体を日光により消毒する。
園庭	・各保育所が作成する安全点検表の活用等による，安全・衛生管理を徹底する。 ・動物の糞，尿等は速やかに除去する。 ・樹木や雑草は適切に管理し，害虫，水溜り等の駆除や消毒を行う。 ・水溜りを作らないよう，屋外におもちゃやじょうろを放置せず，使用後は片付ける。 ・小動物の飼育施設は清潔に管理し，飼育後の手洗いを徹底する。
プール	・「遊泳用プールの衛生基準」に従い，遊離残留塩素濃度が0.4mg/L から1.0mg/L に保たれるよう毎時間水質検査を行い，濃度が低下している場合は消毒剤を追加するなど，適切に消毒する。 ・低年齢児が利用することの多い簡易ミニプール（ビニールプール等）についても塩素消毒が必要である。 ・排泄が自立していない乳幼児には，個別のタライ等を用いてプール遊びを行い，他者と水を共有しないよう配慮をする。 ・プール遊びの前後には，シャワーを用いて，汗等の汚れを落とす。プール遊びの前に流水を用いたお尻洗いも行う。

（出典　厚生労働省：保育所における感染症対策ガイドライン（2018年改訂版）（2021（令和3）年8月一部改訂），pp.27～30，2021）

3　感染症の集団発生の予防

　子どもたちが長時間にわたり集団で生活する保育施設では，一人一人の個別的な生理機能の発達段階や感染予防行動に必要な能力の相違をふまえた感染予防と，集団としての健康と安全を確保するための感染症対策を行う必要がある。

（1）感染症の基礎知識
1）感染症とその三大要因
　感染とは，細菌，ウイルスや微生物などの病原体が口などから体内に侵入し増殖することをいう。そのまま病原体が消えていくこともあれば，身体に影響を与えることなく共存し続ける場合もある。発病とは，体内で病原体の数が増え，臓器や組織を破壊し始めることで，身体にさまざまな異常症状が生じることがある。これが感染症である。感染から症状の出現までの期間を潜伏期といい，潜伏期は病気により異なる。感染の成立には，病原体，感染経路，感染を受けるヒト（宿主）の免疫状態（感受性）の3つの要因が関与する。
　「感染症にかかる」とは，病原体（感染源）が，ヒトの身体に，感染経路を通って侵入

表 3-2　消毒薬の種類と用途

| 薬品名 | 塩素系消毒薬(次亜塩素酸ナトリウム，亜塩素酸水等) | | 第4級アンモニウム塩(塩化ベンザルコニウム等)※逆性石けん又は陽イオン界面活性剤ともいう。 | アルコール類(消毒用エタノール等) |
	次亜塩素酸ナトリウム	亜塩素酸水		
消毒をする場所・もの	・調理及び食事に関する用具(調理器具，歯ブラシ，哺乳瓶等) ・室内環境(トイレの便座，ドアノブ等) ・衣類，シーツ類，遊具等 ・嘔吐物や排泄物が付着した箇所	・調理及び食事に関する用具(調理器具，歯ブラシ，哺乳瓶等) ・室内環境(トイレの便座，ドアノブ等) ・衣類，シーツ類，遊具等 ・嘔吐物や排泄物が付着した箇所	・手指 ・室内環境，家具等(浴槽，沐浴槽，トイレのドアノブ等) ・用具類(足浴バケツ等)	・手指 ・遊具 ・室内環境，家具等(便座，トイレのドアノブ等)
消毒の濃度	・0.02%(200ppm)液での拭き取りや浸け置き ・嘔吐物や排泄物が付着した箇所：0.1%(1,000ppm)液での拭き取りや浸け置き	・0.05%(500ppm)液での拭き取りや浸け置き ・嘔吐物や排泄物が付着した箇所：0.2%(2,000ppm)液での拭き取りや浸け置き	・0.1%(1,000ppm)液での拭き取り ・食器の浸け置き：0.02%(200ppm)液	・原液(製品濃度70～80%の場合)
留意点	・酸性物質(トイレ用洗剤等)と混合すると有毒な塩素ガスが発生するので注意する。 ・吸引，目や皮膚に付着すると有害であり，噴霧は行わない。 ・金属腐食性が強く，錆びが発生しやすいので，金属には使えない。 ・汚れ(有機物)で消毒効果が低下する。このため，嘔吐物等を十分拭き取った後に消毒する。また，哺乳瓶は十分な洗浄後に消毒を行う。 ・脱色(漂白)作用がある。	・酸性物質(トイレ用洗剤等)と混合すると有毒な塩素ガスが発生するので注意する。 ・吸引，目や皮膚に付着すると有害であり，噴霧は行わない。 ・ステンレス以外の金属に対して腐食性があるので注意する。 ・汚れ(有機物)で消毒効果が低下する。このため，吐物等を十分拭き取った後に消毒する。また，哺乳瓶は十分な洗浄後に消毒を行う。 ・衣類の脱色，変色に注意。	・経口毒性が高いので誤飲に注意する。 ・一般の石けんと同時に使うと効果がなくなる。	・刺激性があるので，傷や手荒れがある手指には用いない。 ・引火性に注意する ・ゴム製品，合成樹脂等は，変質するので長時間浸さない。 ・手洗い後，アルコールを含ませた脱脂綿やウエットティッシュで拭き自然乾燥させる。
有効な病原体	全ての一般細菌，真菌，結核菌，ウイルス(新型コロナウイル(手指には使用不可)を含む)	大腸菌，サルモネラ菌，セレウス菌(芽胞)，カンピロバクター属菌，腸球菌，緑膿菌，黄色ブドウ球菌，モルガネラ菌真菌，新型コロナウイルス(手指への使用上の効果は確認されていない)	全ての一般細菌，真菌，新型コロナウイル(手指への使用上の効果は確認されていない)	全ての一般細菌，結核菌，真菌，一部のウイルス(新型コロナウイルスを含む)
消毒薬が効きにくい病原体			結核菌，大部分のウイルス等	ノロウイルス，ロタウイルス等
その他	・直射日光の当たらない涼しいところに保管。	・冷暗所(15℃以下)に保管。	・希釈液は毎日作りかえる。	

※　通常の衛生管理における消毒については，消毒をする場所等に応じ，医薬品・医薬部外品として販売されている製品を用法・用量に従って使い分ける。ただし，糞便や嘔吐物，血液を拭き取る場合等については，消毒用エタノール等を用いて消毒を行うことは適当でなく，次亜塩素酸ナトリウムを用いる。

(出典　厚生労働省：保育所における感染症対策ガイドライン(2018年改訂版)(2021(令和3)年8月一部改訂)，p.70，2021)

＊3　感染症の集団発生の予防

表 3-3　おもちゃの消毒方法

	普段の取り扱いのめやす	消毒方法
ぬいぐるみ 布　　類	・定期的に洗濯する。 ・陽に干す（週1回程度）。 ・汚れたら随時洗濯する。	・嘔吐物や排泄物で汚れたら，汚れを落とし，塩素系消毒薬の希釈液に十分浸し，水洗いする。 ・色物や柄物には消毒用エタノールを使用する。 ※汚れがひどい場合には処分する。
洗えるもの	・定期的に流水で洗い，陽に干す。 ・乳児がなめるものは毎日洗う。 乳児クラス：週1回程度 幼児クラス：3か月に1回程度	・嘔吐物や排泄物で汚れたものは，洗浄後に塩素系消毒薬の希釈液に浸し，陽に干す。 ・色物や柄物には消毒用エタノールを使用する。
洗えないもの	・定期的に湯拭き又は陽に干す。 ・乳児がなめるものは毎日拭く。 乳児クラス：週1回程度 幼児クラス：3か月に1回程度	・嘔吐物や排泄物で汚れたら，汚れをよく拭き取り，塩素系消毒薬の希釈液で拭き取り，陽に干す。
砂　　場	・砂場に猫等が入らないようにする。 ・動物の糞便・尿は速やかに除去する。 ・砂場で遊んだ後はしっかりと手洗いする。	・掘り起こして砂全体を陽に干す。

(出典　厚生労働省：保育所における感染症対策ガイドライン（2018年改訂版）（2021（令和3）年8月一部改訂），p.72，2021)

し，病気を引き起こすことである。感染予防は，感染源の排除，感染経路の遮断，感受性の3点が基本となる。

2）病　原　体

病原体としては，ウイルス，細菌，真菌，寄生虫などがある（表3-4）。

3）感　染　経　路

表3-5に示したように，病原体の侵入ルートは，空気感染，飛沫感染，接触感染，経口感染，血液媒介感染（後述，表3-6参照），蚊媒介感染がある。病原体の種類によっては，複数の感染経路をとるものがあることに留意する。

4）感受性（宿主の免疫状態）

ヒトの身体は，細菌やウイルスが侵入してきたとき，それを排除して身体を病気から守

表 3-4　病原体別の感染症

ウイルス感染症	麻疹（はしか），水痘（水ぼうそう），風疹，流行性耳下腺炎（おたふくかぜ），手足口病，インフルエンザ，咽頭結膜熱（プール熱），ウイルス性肝炎（A型・B型・C型等），突発性発疹症，伝染性紅斑，感染性胃腸炎（ノロ・ロタ・アデノ），RSウイルス感染症
細菌性感染症	腸管出血性大腸菌感染症（O157，O26など），溶連菌感染症，百日咳，とびひ，結核
真菌感染症	口腔内カンジダ症，乳児寄生菌性紅斑
寄生虫感染症	ぎょう虫症，回虫症，アニサキス症

表 3-5 感染経路

空気感染	空気中を漂う微小粒子（直径5μm未満）の病原体を吸い込むことで感染する。感染者と同じ部屋（空間）にいた人全員に感染するおそれがある。 麻疹（はしか），水痘（水ぼうそう），ノロウイルス胃腸炎，結核など
飛沫感染	咳や会話の際に飛ぶ唾液や鼻汁などにより感染する。粒子は水分を含んでいるため1～2メートルしか飛ばない。 インフルエンザ，RSウイルス感染症，結核など
接触感染	多くは感染源へ直接ふれることによる感染と，汚染されたドアノブ，おもちゃなどを介して間接接触により感染するなど手指，食品，器具などを介して感染する。 インフルエンザ，麻疹（はしか），風疹（三日ばしか），RSウイルス感染症など
経口感染	食品や便の中の病原体が口から入り感染する。 腸管出血性大腸菌感染症，ノロウイルス胃腸炎，ロタウイルス胃腸炎など
血液媒介感染	血液に病原体となるウイルスを含んでいることがあり，傷ついた皮膚や粘膜に病原体がつくと，そこから体内に侵入し感染が成立する。 B型肝炎，C型肝炎，後天性免疫不全症候群（AIDS）
蚊媒介感染	病原体をもった蚊に刺されることによって感染する感染症。 日本脳炎，マラリアなど（蚊が媒介）

ろうとする働きを備えている。それが免疫である。人工的に免疫をつけるのが予防接種である。

（2）保育における感染症対策

　感染症を防ぐには，感染症成立の三大要因である感染源，感染経路および感受性への対策が重要である。病原体の付着や増殖を防ぐこと，感染経路を断つこと，予防接種を受けて感受性のある状態（免疫をもっていない状態）をできる限り早く解消することなどが大切である。保育者は，これらのことについて十分に理解するとともに，保育施設における日々の衛生管理などに活かす。

　また，保護者に対して，口頭での説明，保健だよりなどの文書での説明，掲示などを通じて，わかりやすく伝える。さらに，保育施設内で感染症が発症した場合は，早期診断・早期治療・感染拡大防止につなげるため，全職員が情報を共有し，速やかに保護者に感染症名を伝えるなど，感染拡大防止策を講じることが大切である。

　乳幼児が集団で生活する保育施設では，集団での午睡や食事，遊びなどにより子ども同士が濃厚に接触することが多いことや，床をはい，また，手にふれるものを何でも口に入れようとする乳児の行動上の特徴があるため，接触感染が生じやすい。乳幼児が自ら正しいマスクの着用，適切な手洗いの実施，物品の衛生的なとり扱いなどの衛生対策を十分に行うことは難しいこと，また乳幼児は，解剖生理的にも免疫や呼吸機能が未熟であることから，容易に感染を起こしやすく重症化しやすいため，保育施設における適切な感染症対策が求められる。

1）感染源対策

　はっきりとした感染症の症状がみられる子ども（発症者）については，登園を控えてもらい，保育施設内で急に発病した場合には医務室などの別室で保育する。子どもの集団生

活施設では，職員が感染しており，知らない間に感染源になっているということがあるため，職員の体調管理にも気を配る。

2）感染経路別対策

① **飛沫感染**　病原体を含む飛沫を吸い込まないようにする。保育の場での飛沫感染を防ぐことは容易ではない。最小限に食い止めるためには，日常的な咳エチケット（図3－1）の実施が有効である。

② **空気感染**　保育施設で日常的に注意すべきは麻疹，水痘，結核である。対策の基本は発症した子どもの隔離と部屋の換気である。麻疹と水痘は感染力が非常に強く，空間を共有したのが短時間であっても感染している可能性が高い。感染を防ぐ物理的対策はないため，ワクチン接種が極めて有効である。

③ **接触感染**　接触によって身体の表面に病原体が付着しただけでは感染しない。遊具を直接なめるなどの例外もあるが，多くの場合は病原体の付着した手で口，鼻または目をさわることによって，体内に病原体が侵入して感染する。

・**手洗い**：石けんと流水による手洗いにより，手指を清潔に保つ。適切な手順でていねいに手洗いすることが基本である。保育者を含むすべての職員が正しい手洗いの方法を身につけ，常に実施する（第1章第4節参照）。同時に，子どもたちにも手洗いの大切さと，洗い残しのないよう，指の間などすみずみまできちんと洗う正しい方法を理

　飛沫感染による感染症が保育所内で流行することを最小限に食い止めるために，日常的に咳エチケットを実施しましょう。素手のほか，ハンカチ，ティッシュ等で咳やくしゃみを受け止めた場合にも，すぐに手を洗いましょう。
① マスクを着用する（口や鼻を覆う）
　・咳やくしゃみを人に向けて発しないようにし，咳が出る時は，できるだけマスクをする。
② マスクがないときには，ティッシュやハンカチで口や鼻を覆う
　・マスクがなくて咳やくしゃみが出そうになった場合は，ハンカチ，ティッシュ，タオル等で口を覆う。
③ とっさの時は，袖で口や鼻を覆う。
　・マスクやティッシュ，ハンカチが使えない時は，長袖や上着の内側で口や鼻を覆う。

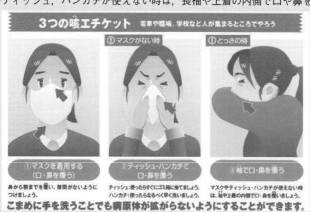

図 3－1　咳エチケット

（出典　厚生労働省：保育所における感染症対策ガイドライン(2018年改訂版)(2021(令和3)年8月一部改訂)，p. 10, 2021）

解させ，実施させる必要がある。固形石けんは，１回ずつ個別に使用できる液体石けん（ハンドソープ）に比べて，保管時に不潔になりやすいため注意を要する。両手に紫外線を当てて検査する器械（手洗いチェッカー）は，４・５歳児の手洗い指導時に活用できる。洗い残しが目に見えるため，菌の存在をしっかりと認識でき，子どもたちの正しい手洗いの励行につながる。

- **手指消毒**：これまで，感染対策においては，石けんと流水による手洗いが重要視されてきたが，速乾性アルコール製剤による手指消毒が高く評価されるようになった（図３－２）。何人もの子どものおむつ交換が必要な場合や，アルコールに有効性のあるウイルス感染症の流行時（インフルエンザ・新型コロナウイルスなど）に有効である。
- **タオルの使用**：タオルの共用は絶対にしない。手洗い時は，ペーパータオルの使用が望ましい。常用が困難でも，ノロウイルス・ロタウイルスなどによる感染性胃腸炎が発生している期間中は，ペーパータオルの使用が推奨される。
- **消　毒**：嘔吐物，下痢便，血液等体液などが付着している箇所は，残存物によりその後の消毒効果が低下するためていねいにとり除いた後で消毒する。適切な医薬品および医薬部外品を使用する。該当者が直接触った物を中心に消毒する（表３－２，３－３参照）。皮膚に傷などがある場合は，その部位を覆うようにして行う。

④　**経口感染**　食材を衛生的に扱うことや適切な温度管理，可能なものは十分加熱するなどの対策をとり，病原性のある細菌やウイルス等を含む食品を提供しないよう細心の注意を払う。動物が保有する細菌（カメなどのハ虫類が所有するサルモネラ属菌等）などの人への感染もあるため，保育施設の飼育動物を含め，動物にふれた後や，飼育している場所を掃除した後には，石けんを用いた流水での手洗いを徹底する。

⑤　**血液媒介感染**　一般にはあまり知られていないが，血液にも病原体が潜んでいる

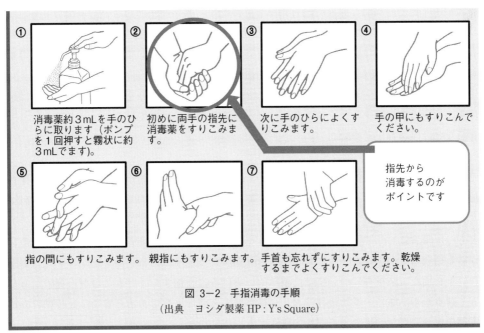

図 3-2　手指消毒の手順
（出典　ヨシダ製薬 HP：Y's Square）

表 3−6　血液媒介感染と標準予防策

【血液媒介感染とは】
　血液を介して感染する感染症です。血液には病原体が潜んでいることがあり，血液が傷ついた皮膚や粘膜につくと，そこから病原体が体内に侵入し，感染が成立する場合があります。
○血液や傷口からの滲出液に周りの人がさらされる機会も多くあります。皮膚の傷を通して，病原体が侵入する可能性もあります。子どもや職員の皮膚に傷ができたら，できるだけ早く傷の手当てを行い，他の人の血液や体液が傷口に触れることがないようにしましょう。
○子どもが自分で血液を適切に処理することは困難であるため，その処理は職員の手に委ねられることになります。保育所の職員は子どもたちの年齢に応じた行動の特徴等を理解し，感染症対策として血液及び体液の取扱いに十分に注意して，使い捨ての手袋を装着し適切な消毒を行います。

【スタンダードプリコーション（標準予防策）】
○本人には全く症状がないにも関わらず，血液，唾液，尿等の体液にウイルスや細菌が含まれていることがあります。このため，全ての血液や体液には病原体が含まれていると考え，防護なく触れることがないように注意することが必要です。
○血液に病原体が潜んでいる可能性があることは一般にはあまり知られていないため，これまで保育所では血液に注意するという習慣があまり確立されていませんでした。
○ヒトの血液，喀痰（かくたん），尿，糞便等に感染性があるとみなして対応する方法を「標準予防策」といいます。これは医療機関で実践されているものであり，血液や体液に十分な注意を払い，素手で触れることのないよう必ず使い捨て手袋を着用する，また，血液や体液が付着した器具等は洗浄後に適切な消毒をして使用し，適切に廃棄するなど，その取扱いに厳重な注意がなされています。これらは保育所でも可能な限り実践すべき事項であり，全ての人の血液や体液の取扱いに十分に注意を払って対応してください。

（出典　厚生労働省：保育所における感染症対策ガイドライン（2018年改訂版）（2021（令和3）年8月一部改訂），p.16，2021より抜粋）

可能性がある。保育施設では，これまで血液に注意する習慣が確立されていなかった。嘔吐物や尿・便と同様に，血液への対処を慎重に行う。感染性があるものとみなして，血液や痰，尿・便などに対応する方法を標準予防策（スタンダードプリコーション）という。残存物をとり除く際には，処置による感染を防ぐために，必ず使い捨てのビニール手袋等を使用して，スタンダードプリコーションを徹底する（表3−6）。

　⑥　**蚊媒介感染**　　産卵を防ぐために，溝を掃除して水たまりをつくらない，または植木鉢の水受け皿や古タイヤを置かない。蚊が発生しやすい場所では長袖・長ズボンを着用するなど，肌を露出しない。

3）感受性対策（予防接種等）

　①　**予防接種の重要性**　　感染症対策でもっとも重要となるのが予防接種である。保育施設においては，チェックリストを作成するなどして，子どもの予防接種歴および罹患歴を把握する。健康診断の機会などを活用して，予防接種の接種状況を確認し，未接種の子どもの保護者に対して予防接種の重要性等を周知徹底する。保護者には，未接種ワクチンがあることに気がついたときには小児科医に相談するよう伝える。インフルエンザのように毎年必要な予防接種については，積極的に受けるよう促す。子どもと職員自身の双方を守る観点から，職員の予防接種歴および罹患歴の確認も重要である。また，臨時職員や短期間の保育実習生の場合にも同様に確認する。

② **予防できる小児期感染症（VPD）**　ワクチンは，感染症の原因となるウイルスや細菌を精製・加工して，病原性（毒性）を弱めたりなくしたりして，身体にとって安全な状態にしたものである。本当にかかってしまう前にワクチンを接種して，その感染症に対する抵抗力（免疫）をつくるために予防接種として実施する。ワクチンを接種すれば防げる病気を VPD（Vaccine Preventable Diseases）という。

　保育施設の子どもたちにとっては，定期接種のインフルエンザ菌 b 型（Hib：ヒブ）ワクチン，小児用肺炎球菌ワクチン，B 型肝炎ワクチン，DPT–IPV（四種混合）ワクチン，BCG ワクチン，麻疹風疹混合（MR）ワクチン，水痘ワクチン，ロタウイルスワクチンおよび日本脳炎ワクチンの予防接種が重要であるとともに，定期接種に含まれていない，流行性耳下腺炎（おたふくかぜ）ワクチンの予防接種についても，発症や重症化を予防し，保育施設での感染伝播を予防するという意味で接種することが推奨される。またインフルエンザワクチンの予防接種も重症化予防に効果がある。

4　感染症発症時と罹患後の対処

　子どもの集団生活の場では，1 人の子どもが感染症にかかると他の多くの子どもに感染症が拡大するおそれがある。したがって，感染症の発症が明らかになった（あるいはおそれのある）時点で，その感染症に応じた適切な対処が求められる。

（1）感染症の疑いのある子どもへの対処
　日頃から子どもの健康観察を行い，病気の早期発見が大切である。保育中に発熱や発疹などの症状がみられた場合には，医務室などの別室に移動させ，他の子どもたちからしっかりと隔離する。同時に，子どもの症状などを把握し体温や症状などを記録しておく。子どもは感染症による発熱，下痢，嘔吐などの症状により，不快感や不安を抱きやすいので，安心感を与えるように適切に対応する。他の子どもの状態を把握することも忘れてはならない。必要時，嘱託医，看護師などに相談して指示を求め，症状や経過を保護者に正確に伝えるとともに医療機関の受診をすすめる。保護者からの受診結果を待ち，感染症の発生に備える。

（2）感染症が発生した場合の対処
　① **感染した子どもの保護者に対して**　感染症の発生が明らかになったときには，感染した子どもの保護者に登園の目安について説明する。必要に応じて医師の意見書（診断書），登園届の説明を行う（次項参照）。
　② **子どもの保護者に対して**　すべての子どもの保護者に掲示板，電子メール，お便

りなどで情報提供を適切に行い，子どもの健康状態への注意を呼びかける。子どもの予防接種歴および罹患歴を確認し，予防接種を必要回数受けていない子どもについては，保護者に対して適切な予防方法を伝えるとともに，かかりつけ医に相談するよう説明する。

③　**職員に対して**　　嘱託医などに相談するとともに職員の予防策の検討をする。施設内職員の予防接種歴の確認をする。感染拡大を防止するため，排泄物・嘔吐物などの処理を徹底するとともに，施設内を消毒する。欠席した子どもの欠席理由を的確に把握し，情報を共有する。

④　**記録・報告**　　施設長の責任の下，感染症の発生状況・推移を記録する。この際には職員の健康状態についても記録する。市町村，保健所などの関連部署へ報告する。

（3）出席停止の期間，保育所における感染症対策ガイドラインと登園時の対応

　感染症における登園禁止については，学校保健安全法施行規則の第19条「出席停止の期間の基準」に準じている（表3-7）。診断書の提出が必要である。

　感染症罹患後の子どもの登園に際しては，保育施設内での感染症の集団発生や流行につながらないことや，子どもの健康状態が保育施設での集団生活に適応できる状態に回復していることに留意する必要があり，保育所における感染症対策ガイドラインにはより実践的な対応について記されている。登園再開時には，保護者に対して，医師の意見書が望ましい感染症（表3-8）と，医師の診断を受けて保護者が記入する登園届（図3-3）が望ましい感染症（表3-9）があることを説明し，提出を求める。

表 3-7　学校保健安全法施行規則第19条における出席停止の期間の基準

○　第一種の感染症：治癒するまで
○　第二種の感染症（結核及び髄膜炎菌性髄膜炎を除く）：次の期間（ただし，病状により学校医その他の医師において感染のおそれがないと認めたときは，この限りでない。）
・インフルエンザ（特定鳥インフルエンザ及び新型インフルエンザ等感染症を除く。）
　…発症した後5日を経過し，かつ解熱した後2日（幼児にあっては3日）を経過するまで
・百日咳…特有の咳が消失するまで又は5日間の適正な抗菌性物質製剤による治療が終了するまで
・麻しん…解熱した後3日を経過するまで
・流行性耳下腺炎…耳下腺，顎下腺又は舌下腺の腫脹が発現した後5日を経過し，かつ全身状態が良好になるまで
・風しん…発しんが消失するまで
・水痘…すべての発しんが痂皮（かさぶた）化するまで
・咽頭結膜熱…主要症状が消退した後2日を経過するまで
○　結核，侵襲性髄膜炎菌感染症（髄膜炎菌性髄膜炎）及び第三種の感染症：病状により学校医その他の医師において感染のおそれがないと認めるまで

表 3-8　医師が意見書を記入することが考えられる感染症と登園の目安

感染症名	感染しやすい期間（※）	登園のめやす
麻しん（はしか）	発症1日前から発しん出現後の4日後まで	解熱後3日を経過していること
インフルエンザ	症状が有る期間（発症前24時間から発病後3日程度までが最も感染力が強い）	発症した後5日経過し，かつ解熱した後2日経過していること（乳幼児にあっては，3日経過していること）
風しん	発しん出現の7日前から7日後くらい	発しんが消失していること

水痘（水ぼうそう）	発しん出現1～2日前から痂皮（かさぶた）形成まで	すべての発しんが痂皮（かさぶた）化していること
流行性耳下腺炎（おたふくかぜ）	発症3日前から耳下腺腫脹後4日	耳下腺，顎下腺，舌下腺の腫脹が発現してから5日経過し，かつ全身状態が良好になっていること
結　核	－	医師により感染のおそれがないと認められていること
咽頭結膜熱（プール熱）	発熱，充血等の症状が出現した数日間	発熱，充血等の主な症状が消失した後2日経過していること
流行性角結膜炎	充血，目やに等の症状が出現した数日間	結膜炎の症状が消失していること
百日咳	抗菌薬を服用しない場合，咳出現後3週間を経過するまで	特有の咳が消失していること又は適正な抗菌性物質製剤による5日間の治療が終了していること
腸管出血性大腸菌感染症（O157，O26，O111等）	－	医師により感染のおそれがないと認められていること（無症状病原体保有者の場合，トイレでの排泄習慣が確立している5歳以上の小児については出席停止の必要はなく，また5歳未満の子どもについては，2回以上連続で便から菌が検出されなければ登園可能である。）
急性出血性結膜炎	－	医師により感染のおそれがないと認められていること
侵襲性髄膜炎菌感染症（髄膜炎菌性髄膜炎）	－	医師により感染のおそれがないと認められていること

※　感染しやすい期間を明確に提示できない感染症については（－）としている。
（出典　厚生労働省：保育所における感染症対策ガイドライン（2021（令和3）年8月一部改訂）（2018年改訂版），表3－7，pp.4～5，表3－8，p.82，2018）

新型コロナウイルス感染症流行と保育施設および保育者の役割

　新型コロナウイルス感染症（COVID－19；以下コロナ感染症）は，2019（令和元）年11月，中国湖北省武漢市で発生が初めて確認された肺炎で，その後世界的流行（パンデミック）を引き起こした。都市は封鎖（ロックダウン），経済活動停滞，移動制限等々を受け，人びとの生活は一変した。

　日本においても，2020年1月中旬にはじめての感染が確認された。その後徐々に拡大し，2月に指定感染症とされ，4月7日には内閣府が緊急事態宣言を出すまでに至った。2022年現在，パンデミックは収束に向かってはいるものの，感染のさらなる波が懸念される中，世の中は新しい生活様式への対応に迫られている。

　コロナ感染症のおもな感染経路は，当初接触感染と飛沫感染であると考えられていたが，その後空気感染も確認されている。対策として，マスクの着用・咳エチケット・手指消毒に加え，「3密」（密集・密閉・密接）の回避，室内の換気が重要となる。乳幼児の集団保育の場である保育施設の実態はどうなっているのだろうか。

　施設の特性上「3密」の回避は困難である。気をつけなければすぐに「密閉」空間となり，「児童福祉施設の設備及び運用に関する基準」では「密集」の基準を満たせず，保育の基本ともいえる「密接」を避けることは保育の質にかかわる。抱っこやあやしなどのスキンシップが重要な乳幼児においては，「密接」の回避による健やかな発育・発達への影響が懸念される。保育はこれまで，日常と非日常における保育のあり方を模索してきた。災害時の対応を講じてはきたが，今回はあまりにも規模が大きく，対応に困難をきわめている。

　感染症対策の基本は，保育者の自己管理と，保護者の協力が不可欠な子どもの健康観察，的確な保育施設内の衛生管理であり，保健所や自治体等との連携のもと，子どもの命を守るための保育が必要となる。保育の需要が増している中，「保育の質」と「保育の安全」の両方を満たすための「新しい保育の基準」が求められている。

＊4　感染症発症時と罹患後の対処

登　園　届（保護者記入）　参考様式

保育所施設長殿

入所児童名

年　　月　　日　生

（病名）　（該当疾患に☑をお願いします）

	溶連菌感染症
	マイコプラズマ肺炎
	手足口病
	伝染性紅斑（りんご病）
	ウイルス性胃腸炎 （ノロウイルス，ロタウイルス，アデノウイルス等）
	ヘルパンギーナ
	RSウイルス感染症
	帯状疱しん
	突発性発しん

（医療機関名）＿＿＿＿＿＿＿＿（　　年　月　日受診）において病状が回復し,集団生活に支障がない状態と判断されましたので　　年　月　日より登園いたします。

年　　月　　日

保護者名

図 3−3　登園届（保護者用）

（出典　厚生労働省：保育所における感染症対策ガイドライン（2018年改訂版）（2021（令和 3 ）年 8 月一部改訂），p. 83，2021）

【演習課題】

1．以下に示す保育の場におけるシチュエーションでは，手指衛生の方法として「石けんと流水による手洗い」と「速乾性アルコール製剤」のどちらが望ましいか，理由をあげて考えてみよう。
- ・工作を始める前　・おむつ交換（ひとりのみ）　・おむつ交換（連続時）
- ・食事の準備前　・食事の介助中　・授乳の前
- ・子どもの鼻汁を拭いたあと

2．嘔吐物処理（シミュレーション演習②）

表 3-9 医師の診断を受け，保護者が登園届を記入することが考えられる感染症

感染症名	感染しやすい期間	登園のめやす
溶連菌感染症	適切な抗菌薬治療を開始する前と開始後1日間	抗菌薬内服後24〜48時間が経過していること
マイコプラズマ肺炎	適切な抗菌薬治療を開始する前と開始後数日間	発熱や激しい咳が治まっていること
手足口病	手足や口腔内に水疱・潰瘍が発症した数日間	発熱や口腔内の水疱・潰瘍の影響がなく，普段の食事がとれること
伝染性紅斑（りんご病）	発しん出現前の1週間	全身状態が良いこと
ウイルス性胃腸炎（ノロウイルス，ロタウイルス，アデノウイルス等）	症状のある間と，症状消失後1週間（量は減少していくが数週間ウイルスを排出しているので注意が必要）	嘔吐，下痢等の症状が治まり，普段の食事がとれること
ヘルパンギーナ	急性期の数日間（便の中に1か月程度ウイルスを排出しているので注意が必要）	発熱や口腔内の水疱・潰瘍の影響がなく，普段の食事がとれること
RSウイルス感染症	呼吸器症状のある間	呼吸器症状が消失し，全身状態が良いこと
帯状疱しん	水疱を形成している間	すべての発しんが痂皮（かさぶた）化していること
突発性発しん	―	解熱し機嫌が良く全身状態が良いこと

※ 感染しやすい期間を明確に提示できない感染症については（−）としている
（出典　厚生労働省：保育所における感染症対策ガイドライン（2018年改訂版）（2021（令和3）年8月一部改訂），p.84，2021）

●参考文献
・厚生労働省：保育所における感染症対策ガイドライン（2018年改訂版）（2021（令和3）年8月一部改訂），2021
・公益財団法人日本学校保健会：学校において予防すべき感染症の解説，2018
・日本小児科学会HP：https://www.jpeds.or.jp/modules/news/index.php?content_id=75
・NPO法人VPDを知って，子どもを守ろうの会HP：https://www.know-vpd.jp/
・遠藤郁夫：保育現場における感染症の知識と対応，全国社会福祉協議会，全国保育協議会（2018）
・堀　浩樹・梶　美保編著：保育を学ぶ人のための子どもの保健，建帛社，2019
・文部科学省：学校環境衛生マニュアル（2018）

シミュレーション演習② 嘔吐物処理

【シミュレーションシナリオ】

1．テ ー マ　感染症疑いのある嘔吐物処理

2．場 面　保育室

3．目 標　① 感染症疑いのある嘔吐物処理の実践をすることができる。
② 下痢，嘔吐の症状のある子どもの対応をすることができる。
③ 他の子どもへの適切な対応ができる。

4．児の情報

　○○ちゃん，5歳。昨夜から下痢が続いていて食欲がない。3歳の弟は昨日，下痢・嘔吐・発熱の症状があり，本日は園をお休みして病院に行っているとのこと。

5．課 題

「登園してきてから○○ちゃんは元気がなく，おなかが痛いとうずくまっています。トイレに何度も行き，下痢便が続いています。少しおやつを食べた後，気持ちが悪いといって保育室内に嘔吐してしまいました」

6．役割分担

　担任の先生，○○ちゃん，クラスの友だち，園長先生，給食の先生など

7．事前学習

　○感染症について
　○感染性胃腸炎について
　○嘔吐物処理の方法について

8．必要物品

　□嘔吐物処理セット（バケツ，ゴミ袋数枚，使い捨て手袋，使い捨てエプロン，不織布マスク，給水シート，次亜塩素酸ナトリウム消毒液，500mL の空ペットボトル，ペーパータオルなど）

　□体温計

　□模擬嘔吐物（あれば）

　□ビニールシートなど（床が汚れないようにするため）

保育における保健的対応

保育の場における3歳未満児への対応，個別的な配慮を要する子どもや障害のある子どもへの対応等，保健的対応の基本と実際について学ぶ。

1 保育における保健的対応の基本的な考え方

　保育における保健的な対応とは何か。保育の場における子どもの健やかな育ち，健康の維持・増進に関わる活動すべてのことである。具体的には子どもの成長・発達に応じた日常生活の世話（養護）と生活習慣習得のための支援，保育の場における衛生・安全管理，応急手当・救命救急，防犯や災害への備えなどである。

　保育における保健的な対応の基本は，「子どもの発達」「保育の場」「集団」という3つのキーワードで考えることができる。一人一人に個で関わるという対応とともに，「子どもの発達」に応じ，「保育の場」を想定して，「集団」であることを考慮した保健的な対応を考えていく。例えば，「集団」保育という特性上，感染症流行時には集団感染に関する対策や「保育の場」における衛生管理が重要視される。事故・安全に対しても子どもの活動を制限するようなことがあってはならないが，「子どもの発達」に応じた主体的に活動できるような発達を促す環境や，集団で安全に活動できるような「保育の場」の環境構成（管理）が重要となる。そして，より健康的な生活のための生活習慣や安全のための活動は，「子どもの発達」に応じて子ども自身が身につけていくようにすることが大切である。

　本章では，特に保健的対応が必要な，3歳未満児への対応，個別的な配慮を要する子どもへの対応を学ぶ。

３歳未満児への対応

（1）乳児期の発達の特徴と保育の配慮事項

　保育所保育指針「第２章　保育の内容」にあるように，３歳未満児では，子どもの発達が飛躍的に進み，さまざまな成長・発達の姿がみられるという特徴があることから，個々の子どもの発達に応じた保健的な対応が，生活や遊びの場面で適時，適切に行われることが重要である。また，発達の連続性を意識するとともに，３歳以降の育ちを意識して保育にあたることが必要となる。発達の特徴と保育の配慮事項は表４－１のとおりである。

（2）３歳未満児の生活と保健

　３歳未満では，抱き方，食事（授乳・離乳食），排泄，睡眠（寝かせ方），着脱（おむつ交換・着替え），清潔（沐浴・保清）などの生活の場面でより発達に応じた保健的な対応が必要である。

１）抱　っ　こ

　抱っこは，子どもの世話をするとき，移動するときに日常的に行う行為である。首がすわる４か月頃までは首を支え横抱き（図４－１）に，首がしっかりしてからは縦抱き（図４－２）にする。しっかりお座りができない７か月頃までは，背筋がしっかりしていないために，背中を支えるようにする。子どもが求めているときには抱っこをし，あやすなどして子どもへのスキンシップを図り，子どもが安心感を得られるようにする。

２）食への関わり

　乳児期の食には，母乳栄養，人工栄養，離乳食がある。

　母乳は，母親の乳房から直接，清潔に適切な温度で新鮮な栄養を与えることができ，母子の愛着形成に有効に作用するといわれている。入所後も母乳栄養の継続を希望する場合には冷凍母乳を用いる。冷凍母乳は直接授乳と違っていろいろな過程を経るため，衛生的な配慮，手順が大切になる。冷凍母乳は水を使用して解凍した後に，30〜40℃のお湯で湯せんし温める。衛生管理上子どもが飲み残した母乳をとっておいたり，再度冷凍したりせずに，必ず廃棄する。保育施設における冷凍母乳のとり扱いは表４－２のとおりである。

　人工栄養は，母親の感染症や薬の使用，乳児の状態，母乳の分泌状態など，母乳哺育を望んでいてもさまざまな事情で育児用ミルクに頼らざるを得ない場合に使用される。

　授乳の支援にあたっては母乳だけにこだわらず，必要に応じて育児用ミルクを使う支援も必要である。母子の健康などの理由から育児用ミルクを選択する場合は，その決定を尊重するとともに母親の心の状態等に十分に配慮し，母親に安心感を与えるような支援が必要である。調乳方法は，図４－３のとおりである。哺乳瓶での授乳の仕方，授乳後の排気の仕方は図４－４，図４－５のとおりである。調製粉乳には，一般的な育児用ミルクとは

表 4−1　発達の特徴と保育の配慮事項

発達の特徴と保育の留意事項	保育の配慮事項
〈乳児〉 ・視覚，聴覚などの感覚や，座る，はう，歩くなどの運動機能が著しく発達する。 ・特定の大人との応答的な関わりを通じて，情緒的な絆が形成される。 ・これらの発達の特徴を踏まえて，乳児保育は，愛情豊かに，応答的に行われることが必要である。	・乳児は疾病への抵抗力が弱く，心身の機能の未熟さに伴う疾病の発生が多いことから，一人一人の発育及び発達状態や健康状態についての適切な判断に基づく保健的な対応を行うこと。 ・一人一人の子どもの生育歴の違いに留意しつつ，欲求を適切に満たし，特定の保育士が応答的に関わるように努めること。 ・乳児保育に関わる職員間の連携や嘱託医との連携を図り，第3章*に示す事項を踏まえ，適切に対応すること。栄養士及び看護師等が配置されている場合は，その専門性を生かした対応を図ること。 ・保護者との信頼関係を築きながら保育を進めるとともに，保護者からの相談に応じ，保護者への支援に努めていくこと。 ・担当の保育士が替わる場合には，子どものそれまでの生育歴や発達過程に留意し，職員間で協力して対応すること。 <div align="right">編集部注＊保育所保育指針第3章</div>
〈1歳以上3歳未満児〉 ・歩き始めから，歩く，走る，跳ぶなどへと，基本的な運動機能が次第に発達する。 ・排泄の自立のための身体的機能も整う。 ・つまむ，めくるなどの指先の機能も発達する。 ・食事，衣類の着脱なども，保育士等の援助の下に自分で行うようになる。 ・発声も明瞭になり，語彙も増加し，自分の意思や欲求を言葉で表出できるようになる。 ・このように自分でできることが増えてくる時期であることから，保育士等は，子どもの生活の安定を図りながら，自分でしようとする気持ちを尊重し，温かく見守るとともに，愛情豊かに，応答的に関わることが必要。	・特に感染症にかかりやすい時期であるので，体の状態，機嫌，食欲などの日常の状態の観察を十分に行うとともに，適切な判断に基づく保健的な対応を心がけること。 ・探索活動が十分できるように，事故防止に努めながら活動しやすい環境を整え，全身を使う遊びなど様々な遊びを取り入れること。 ・自我が形成され，子どもが自分の感情や気持ちに気付くようになる重要な時期であることに鑑み，情緒の安定を図りながら，子どもの自発的な活動を尊重するとともに促していくこと。 ・担当の保育士が替わる場合には，子どものそれまでの経験や発達過程に留意し，職員間で協力して対応すること。

（出典　厚生労働省：保育所保育指針，2017，厚生労働省：保育所保育指針解説，2018）

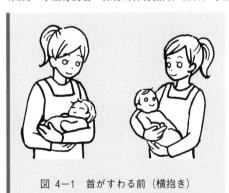

図 4−1　首がすわる前（横抱き）

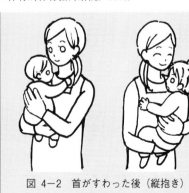

図 4−2　首がすわった後（縦抱き）

＊2　3歳未満児への対応

表 4-2　冷凍母乳のとり扱い方

① 冷凍母乳は搾乳後すみやかに冷凍し，冷凍後1週間以内のものを原則として受け入れる。
② 冷凍母乳を受けとる際には名前，搾乳日時，冷凍状態を確認し，冷凍庫（-15℃以下）で保管する。
③ 専用の冷凍庫がない場合，他の食品に直接ふれないように専用の容器やビニール袋に入れて保管する。
④ 母乳は飲む子どもの母親のものであることを確認する。病気感染などの防止のため，間違いのないようにする。
⑤ 授乳時間に合わせて解凍する。
⑥ 解凍するときは，母乳バッグのまま水につけ，数回水をとり替える。熱湯や電子レンジでは解凍しない。
⑦ 一度解凍したものは使わなくても再冷凍はしない。また，飲み残しは捨てる。
⑧ 解凍した母乳を40℃程度（体温に近い温度）の湯せんで加温する。
⑨ 成分が分離しやすいのでゆっくり振り混ぜ合わせてから与える。
⑩ 解凍した母乳は，母乳バッグの下の切り込み部分を引き裂いて，哺乳瓶に注ぐ。

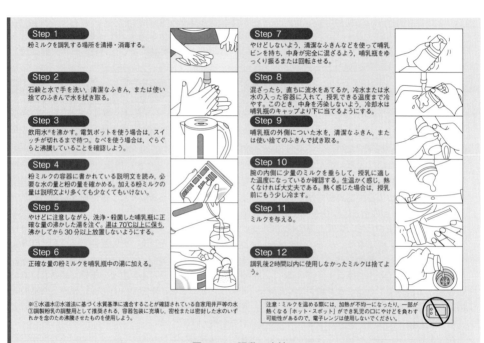

図 4-3　調乳の方法
（出典　How to Prepare Formula for Bottle-Feeding at Home（FAO/WHO）より抜粋）

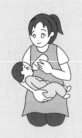

上腕部で頭を，手でおしりを支えながら子どもの顔に対して哺乳瓶をほぼ90°（直角）に傾けて哺乳する

図 4-4　哺乳瓶での授乳の仕方

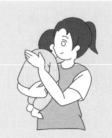

授乳後は縦抱きにし，背中を軽くさすって排気させる

図 4-5　授乳後の排気のさせ方

＊第4章　保育における保健的対応

別に特殊ミルクといわれる低出生体重児用，アレルギーのある乳児用，先天性代謝異常症のある乳児用など，いろいろな種類がある。2018（平成30）年には液体ミルクが国内で承認され，2019年からは販売されており，非常時の備えなどに活用されている。

離乳については，乳児の食欲，摂食行動，成長・発達あるいは地域の食文化，家庭の食習慣などを考慮した無理のない進め方や，離乳食の内容や量を個々に合わせて進めていく。「授乳・離乳の支援ガイド（2019年改定版）」に詳細が記載されているので参考にするとよい。

3歳未満児は，1日3食では必要量の栄養を摂取することが難しいため，間食が必要である。保育所においては午前と午後に間食が提供される。間食の量は1〜2歳で100kcal/日が望ましい。幼児期前半のこの時期は消化・吸収機能は未熟であるので，発達に合わせた食品や調理形態の食べ物を与えることが必要である。また，幼児期は，カルシウム，鉄の摂取が不足することが多く，たんぱく質やカリウムが多く摂取される傾向があるため栄養を考慮した間食が必要である。さらにこの時期は咀嚼機能を獲得し発達させる時期であることから，年齢に応じて適切な大きさと硬さのものを与える。

食育の観点からは，授乳期・離乳期は，安心と安らぎの中で食べる意欲の基礎づくりをする時期であり，安心と安らぎの中で母乳（ミルク）を飲む心地よさを味わい，いろいろな食べ物を見て，触って，味わって自分ですすんで食べるよう促す時期である。また幼児期は，食べる意欲を大切に食の体験を広げていく重要な時期である。表4−3は食行動の発達の目安である。

表 4−3　食行動の発達

4か月	舌や歯ぐきで固形物をつぶすことができる
5〜6か月	目と手の協調運動が可能となる
6〜8か月	自分で哺乳瓶をもって飲むことができる
6〜7か月	咀嚼が可能になる
7〜9か月	食べ物を反復して咀嚼する
8か月	食べ物を手でつかみ口へもっていく
10か月	スプーンを握り口に運ぶ
1歳〜1歳6か月	コップと茶碗を使うことができる
2歳6か月	スプーンと茶碗を両手で使う
3歳	自分で箸と茶碗をもって食べる，食事のあいさつができる。
3歳6か月	ほぼ1人で食事ができる

3）排泄への関わり

排泄行為は生理的現象である。乳児期は，直腸や膀胱に排泄物がたまると反射的に排泄する。2〜3歳頃には，自分の意思で排泄できるようになり，決められた場所や方法で排泄を行うという，より社会的な行動として排泄行為を身につける。

＊2　3歳未満児への対応

　乳児期からおむつを交換することによる「気持ちよい」「さっぱりした」という快・不快の感覚を育てることが必要である。紙おむつ交換の手順は図4−6のとおりである。おむつ交換時には，子どもの自然な姿勢(図4−7)を保持して負担をかけないようにする。

　子どもにとっての排泄とは，食物をとり入れ，消化し，捨て去るという一連の生理的プロセスでもある。この排泄の自立によって得られる有能感や排泄の快感がもたらす開放感は，子どもの自尊感情や生きる意欲を高める。保育者は，子どもの自主性を尊重し，子どもの発達を見極めたうえで関わっていくことが大切である。

　1歳6か月頃になると，排泄前に動作や言葉で周囲に知らせる時期になる。排尿の間隔が1〜2時間程度あくようになったら排泄習慣のしつけを始めるとよい。日中の排尿は3歳頃，夜間のおねしょは4歳頃にみられなくなるように習慣化していきたい。排便の自立は排尿より遅く，規則正しい生活リズムと毎日の練習により，3歳頃に排便行為が確立し，4〜5歳で紙を使った後始末までできるようになる（表4−4）。

　排泄習慣は，一般に排尿から排便の順序に自立する。しつけの留意点として，あせら

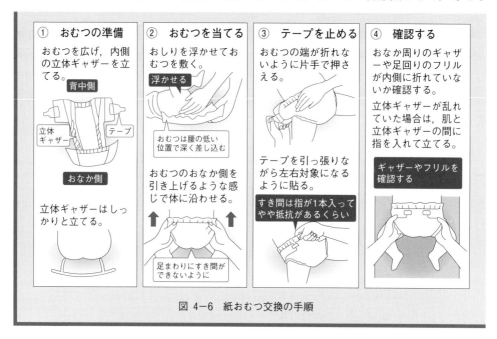

図 4−6　紙おむつ交換の手順

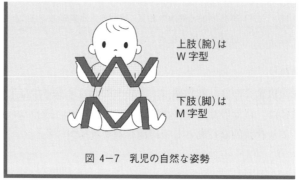

図 4−7　乳児の自然な姿勢

ず，おこらず，ゆっくりと個人差があることを忘れない。排泄習慣の開始の目安は表4－5のとおりである。

4）睡眠への関わり

　子どもにとっての睡眠は，身体の疲労回復や脳の活動低下に伴う神経機能回復といった役割の他に，成長ホルモンの分泌に伴う身体発育の促進や睡眠覚醒のリズムに伴う社会生活への適応，情緒や知能の発達を促進するといった，子どもの成長・発達の生活リズムを高める役割がある。睡眠時間は年齢によって異なり個人差があるが，年齢が進むにつれ少なくなっていく（表4－6）。睡眠の質も年齢とともに異なり，新生児期の睡眠の約半分はレム睡眠という浅い睡眠であるのに対し，2歳頃にはレム睡眠は2～3割まで減り，代わりに深い眠りのノンレム睡眠が増えてくる。

　このように乳幼児期は，睡眠の質が変化するため，昼寝を必要とする子どもと必要としない子どもが混在する。生後8か月頃から昼寝が午前午後の各1回になり，1歳2か月頃から午後1回になることが多いが，家庭生活を含めた1日の生活リズムは，個々の子どもに合わせた柔軟な対応が必要である（表4－6）。

　保育における昼寝の対応では，保育室は直射日光が当たらなければ必要以上に暗くする

表 4－4　排泄機能の発達と排泄行動

1歳	随意的に外肛門括約筋を調節して，排便をコントロールすることができるようになる。排尿も膀胱壁の伸展を尿意として自覚できるようになるが，抑制できず，もらしてから伝える
1歳6か月～2歳	便尿意を動作や言葉で知らせる
2歳	尿意を知覚しても排尿抑制が可能になる
2歳6か月	そばについていれば1人ででき，昼間は失敗しなくなる
3歳6か月	ほぼ1人で排泄でき，夜間も失敗しなくなる
4～5歳	紙を使って後始末ができる

表 4－5　排泄習慣の開始の目安

・親のまねをするようになる
・持ち物を決まった場所に片付けることができるようになる
・自分の意思で「いや」がいえる
・おまるやトイレで排泄することに関心を示す
・歩く・座ることができる
・排尿・排便の開始を知らせることができる
・ズボンやパンツを自分で下ろしたり，上げたりできる

表 4－6　総睡眠時間と午睡

	総睡眠時間の目安	午睡の状況
3か月	14～15時間	3時間おきに寝たり起きたりする
1歳	13～14時間	昼寝は午前・午後の1日2回と，まとまってくる
1歳6か月	約13時間	昼寝は午後1回となる
3～4歳	約12時間	昼寝をしなくなる（個人差がある）

＊2　3歳未満児への対応

必要はなく，むしろ睡眠チェックがしっかりできる明るさがあるほうがのぞましい。添い寝や本を読んだりして子どもが安心して眠れる環境を整えることが大切である。睡眠チェックは，0歳児は5分ごと，1，2歳児は10分ごとに行う。昨今は睡眠センサーも導入されている。

5）衣服の選択と着脱への関わり

子どもにとって，衣服や靴は健康・安全を守る重要な役割をしている。乳児期は，体温調節機能が未熟であり，外界からの寒冷刺激，風，湿度変化，暑さなどに対して容易に影響を受けるため，保湿性と通気性を考慮した衣服とする。また，皮下脂肪がまだ発達していないため，皮膚に刺激が少ないやわらかいものとする。乳幼児期は，はいはいやひとり歩きなど運動量が増し，活動が活発となるため，伸縮性に富み，形が単純で手足が自由に動かせるものにする。また，体温調節の働きも発達するので，むしろ薄着を心がける。薄着により皮膚への温度刺激が加わり，交感神経の働きを活発にし，運動量を増加させ，食欲を増進させて抵抗力をつけることになる。外遊びも盛んになるため，紫外線対策として，つばの広い物や首までかくれる帽子をかぶらせる。靴は年齢が小さいほど指が扇の形をしているため，つま先に余裕のある物を選ぶ。

着脱行動は，運動機能などの発達とともに，自らがしたいという気持ちを尊重し，あせらずに進めることが大切である。一般的な子どもの着脱行動の発達を表4－7に示す。

表 4-7　子どもの着脱行動の発達

1歳6か月〜2歳	自分ですることに興味をもつ。靴下や帽子を自分で脱ぐ
1歳6か月	パンツやズボンを途中まで脱ぐ
2歳	パンツやズボンなどを自分ではこうとする
3歳	簡単な衣服は自分で着脱しようとする。自分で靴をはく
3歳6か月	自分で衣服を着ようとする
4〜5歳	上着やシャツの前と後ろを間違えない。襟を正しくなおす。自分でパンツをはく。目の前側のボタンをかける
5歳	自分で脱げる
6歳	だいたいのものは自分で着脱できる

6）清潔への関わり

子どもにとって清潔の習慣は，自分の健康を守る手段としても重要である。食事や排泄という生理的欲求とは異なり，清潔観念は教えなければ身につかないものである。清潔習慣の獲得のためには，保育者は清潔な環境を整え，清潔が心地よいものであることを子ども自身に体験させることで，汚い・きれいという感覚を清潔行動へと意識づけながら生活習慣の中にとり込めるように援助していくことが必要である。

乳幼児期には，自ら身体の清潔を保つ清潔行動（洗顔・手洗い・洗髪・清拭・入浴などの身体の清潔と歯みがきやうがいなどの口腔の清潔）が困難なために，清潔習慣のしつけとして，必要以上に清潔感を強要することなく，清潔にすることの気持ちよさを発達に応じて体験させることが大切である。

〈沐　浴〉

　沐浴槽（ベビーバスなど）で身体をきれいにすることを「沐浴」，浴槽で身体をきれいにすることを「入浴」として区別されている。抵抗力が弱い新生児は，大人といっしょの入浴では，目に見えない雑菌により細菌感染の危険があるため，生後1か月ぐらいまでは沐浴がよいとされている。

　沐浴・入浴は，全身の清潔の保持，全身の観察，新陳代謝の促進，感染の予防，気分を爽快にする，清潔の習慣を育む，保育者とのスキンシップなど情緒面の発達の促進などの目的で行う。

　沐浴において具体的に配慮する事項は表4－8，準備するものは図4－8，手順は図4－9のとおりである。

表 4－8　沐浴について配慮する事項

湯　温	適温は季節や室温によっても異なるが，熱傷には注意する。特に冬場は湯温と室温の差が激しいので湯冷めに注意する
健康観察	体調不良時には無理に沐浴をせずに，顔・首・おしりなど汚れやすい部分を中心に部分浴や清拭でもよい
着脱衣	衣服の着脱に伴い腕や股関節の脱臼などに注意する
頭部の支え方	頭が重く首がすわっていないので，耳や鼻・口に水が入らないようにする
背中の洗い方	体位変換により顔を湯に浸けたり，不安定な姿勢で湯船に沈めたりする危険があるので注意する
沐浴・入浴のタイミング	嘔吐する可能性のある授乳直後，空腹時，泣いて機嫌が悪いときは避ける
グルーミング	綿棒などで耳や鼻の水を拭きとるとき，鼓膜や鼻粘膜は傷つきやすいので，深く入れ過ぎないように注意する。爪切りは爪が柔らかく指が細く短いので，はさみなどで指を切ったり傷つけないように注意する
転倒などの事故防止	床にこぼれた水ですべって子どもを落としたりしない

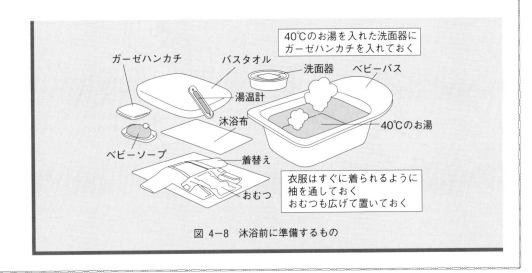

図 4－8　沐浴前に準備するもの

＊2　3歳未満児への対応

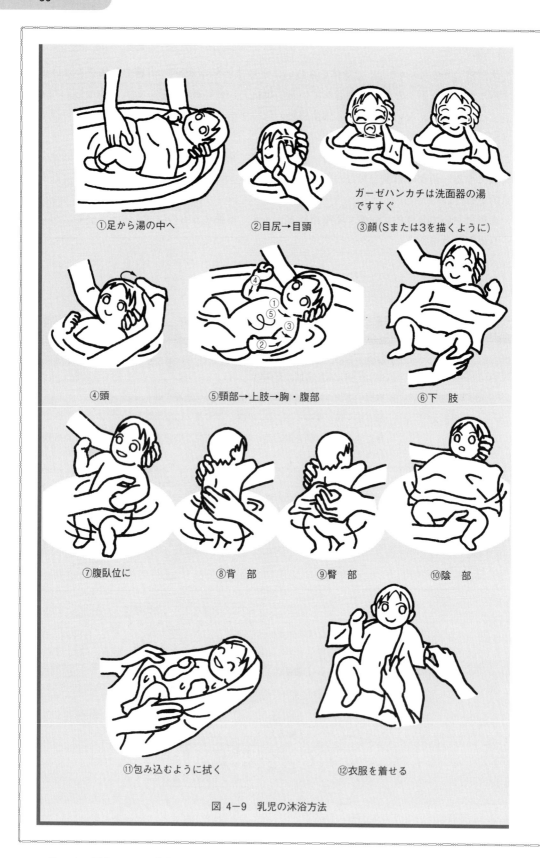

①足から湯の中へ

②目尻→目頭

ガーゼハンカチは洗面器の湯
ですすぐ

③顔(Sまたは3を描くように)

④頭

⑤頸部→上肢→胸・腹部

⑥下　肢

⑦腹臥位に

⑧背　部

⑨臀　部

⑩陰　部

⑪包み込むように拭く

⑫衣服を着せる

図 4-9　乳児の沐浴方法

3 個別的な配慮を要する子どもへの対応

（1）個別的な配慮を要する子どもとは

　個別的な配慮を要する子どもには，障害，慢性疾患，アレルギー，医療的ケアの必要な児などがある。一人一人の障害や個別的な配慮はさまざまであることから保育にあたっては，その主治医および看護師，関係機関，保護者との連携を密にし，病状の変化や保育の制限などについて保育者などが共通理解をもち，保育における必要な対応が行われるように配慮する。

（2）障害のある子どもへの対応

　児童福祉法第4条第2項では，「障害児とは，身体に障害のある児童，知的障害のある児童，精神に障害のある児童（発達障害者支援法第2条第2項に規定する発達障害児を含む。）」をいうとされている。発達障害者支援法第2条では，「『発達障害』とは，自閉症，アスペルガー症候群その他の広汎性発達障害，学習障害，注意欠陥多動性障害その他これに類する脳機能の障害であってその症状が通常低年齢において発現するものとして政令で定めるものをいう」とされている。就学前（乳幼児）は，早期の発達支援と乳幼児健診などによる早期発見があげられている。

　子どもの障害には，肢体不自由，聴覚障害として難聴，視覚障害による弱視，知的障害や発達障害，重症心身障害，医療的ケアが日常的に必要なものなどがある。

1）肢体不自由

　脳性まひ，二分脊椎，筋ジストロフィー症などが原因で，四肢がまひしていたり，身体の一部の機能が障害されていたり，身体の一部が欠損している子どもがいる。保育者は，遊びや日常生活の援助の中で，子どもができることや難しいことを把握し，活動に参加できるような工夫を考える関わりが必要になる。その際，保護者や主治医・嘱託医，看護師などと連携することで，子どもに適した関わりとなり，その子どもなりの成長や発達が促されるようになる。定型発達の子どもより，時間を要し，発達が遅いことがあってもできることをみつけて支援していくことが大切である。

〔保育の場における対応〕

・主治医や医療機関からの情報を得る，成長・発達や家庭環境を把握する，保護者との信頼関係を築く，自治体等から受けられる社会資源の利用などの情報を集め，関係を構築する。

・全職員が対象となる子どもに対する共通理解をもち，保育環境や施設設備などを確認するなどの環境整備を行う。

・個々の状態に合わせた保育室内の移動の手段への配慮をする。

・言葉が遅かったり，はっきりしなかったりすることがあるが，保育者の話す言葉が，手本となることからゆっくり，はっきりと話しかけるようにする。
・脳性まひなどでは，てんかんの発作，知的障害などから派生する諸症状がみられることがある。てんかんによるけいれん発作時には，身体の突っ張りなどの状態や発作時間を記録するなど観察と記録をする。

2）ダウン症候群

先天性代謝異常における常染色体異常疾患で，通常21番目の染色体が1本多く3本あるため，21トリソミーとも呼ばれる。筋肉の緊張が低く，多くの場合，発達に遅れがみられる。発達の道筋は，通常の場合とほぼ同じだが，全体的にゆっくりである。また，心臓の疾患，消化器系の疾患，甲状腺機能低下症，目の疾患，難聴などを合併することがある。

〔保育の場における対応〕
・言葉の理解は苦手な傾向にあるが，視覚的な情報をとらえることは得意なことが多いといわれているために，言葉だけでなく，身振りや絵，文字などを交えて話しかける。
・言葉で伝えるときは，ゆっくり・はっきりと話しかける。
・得意なことや可能性を見極め，できることを増やしていき，たくさんほめて自尊感情を高めるようにする。
・保護者とは情報交換を十分に行い，子どもと保護者の置かれた状況の理解に努める。適宜，社会資源の紹介をする。

3）聴覚障害

聴覚障害は大きく聾と難聴に分類される。聴く力が残っている状態を難聴，音が聴こえない状態を聾という。聴覚障害の原因は，遺伝性，胎児期のウイルス感染，早産や新生児仮死や後天性の要因などさまざまである。聴覚障害がある場合には，言葉を話すことには障害はないが，音が聴こえない，または聴こえにくいことから，耳で聴いて言葉を獲得することができないため，話し言葉が身につきにくく，発音も不明瞭になる。

〔保育の場における対応〕
・手話，指文字，口語法，ジェスチャーを活用する。
・向かい合って顔や口が見えるように話し，早口にならない。
・話し言葉の獲得が遅れることを知能の発達の遅れと混同しない。
・保護者とは情報交換を十分に行い，子どもと保護者の置かれた状況の理解に努める。適宜，社会資源の紹介をする。

4）視 覚 障 害

視覚障害は矯正しても視力障害が回復されない状態で，盲と弱視に分類される。見えにくい状態を弱視，全く見えない状態を盲という。視覚障害の要因は先天的なものがもっとも多い。幼児期の弱視児は，見えやすい状態の経験が少ないために見えにくさの認識が不足していることが多い。また，字を書くことや目で見る学習に困難がみられる。身体運動や移動を安全に行うことも困難である。

〔保育の場における対応〕
・机，椅子などの保育室の位置などの生活環境をできるだけ変化させない。

・出入り口などの段差や，テーブルの角など安全面の工夫をする。

・弱視の子どもには小さい物を見ることができるように拡大鏡を準備しておく。

・保護者とは情報交換を十分に行い，子どもと保護者の置かれた状況の理解に努める。適宜，社会資源の紹介をする。

5）知的能力障害（知的障害・精神遅滞）

知的機能全体に遅れがあり，日常生活に支障が生じる障害である。知能指数（IQ）が70に満たない場合に知能機能に遅れがあるとされる。

〔保育の場における対応〕

・子どもができることとできないことを把握し，理解力に応じてていねいに説明し，いっしょに行動するなどして発達を促す援助をする。

・個人差を考慮し，知的能力障害と判定されても発達する可能性があることを理解して関わる。

・家族との連携を密にして，子どもにとって必要なよりよい統一した方法で関わる。

6）広汎性発達障害（自閉スペクトラム症・自閉症スペクトラム障害）・注意欠陥多動性障害（AD/HD）

広汎性発達障害とは，社会性の発達が乏しいことから他者とのコミュニケーションが困難で日常生活に支障をきたす障害である。自閉症やアスペルガー症候群などが含まれる。自閉症は，他者との社会的関係の形成の困難さ，言葉の発達の遅れ，興味や関心が狭く特定の物にこだわるといった特徴がある。アスペルガー症候群は，知的な遅れは伴わず，かつ自閉症の特徴の言葉の発達を伴わないものをいう。言葉を相互的にやりとりしたり，気持ちを共有したりすることが難しい。AD/HDとは，年齢的な発達からみたときに，注意力が散漫であり，多動性，衝動性を特徴とする行動の障害である。何らかの要因で中枢神経に機能不全があると推定されており，いずれも症状は7歳までに現れることが多いといわれる。

〔保育の場における対応〕

・日常的に子どもの様子に気を配り，子どもが困っていること，悩んでいることに気づく。

・責めたり，叱ったりすることで，自信を失うなど自尊感情をなくしてしまうことがある。よいところをみつけ，自己肯定感を育んでいく。

・子どもの気持ちに寄り添い，基本的な信頼関係をつくる。

・保護者の気持ちにも寄り添い，親子の生活の安定をめざし，関係機関，専門機関と連携する。

（3）慢性疾患のある子どもへの対応

慢性疾患とは，症状や治療が長期にわたる病気の総称である。慢性疾患のある子どもは病気による食事制限や運動制限などがあり，服薬も必要な場合が多い。成長・発達への影響が最小限になるように，子どもと家族に寄り添い支援することが必要である。

1）慢性腎炎

たんぱく尿や血尿などの尿の異常が持続的に認められ，経過とともに浮腫や高血圧，腎機能の低下がみられるものをいう。かぜなどの感染症が発症のきっかけとなっていることが多く，原因や病態は明らかになっていない。基本的に食事制限や運動制限をしないが，症状が出現・悪化した場合には，症状に応じて行うこともある。

〔保育の場における対応〕

・感染症によって悪化することが多いため，感染症流行時には特に気をつける。
・厳重な運動制限や生活上の制限は子どもの健全な発育に影響を与える可能性があるため，主治医や家族と連絡をとりながら配慮する。

2）ネフローゼ症候群

高度のたんぱく尿，低たんぱく血症，脂質異常症，浮腫を生じる腎疾患の総称である。入院し，安静，食事療法，薬物療法（ステロイド薬）を行う。症状や状態に応じて水分・塩分制限，たんぱく質制限が行われる。

〔保育の場における対応〕

・ステロイド薬の副作用として感染症にかかりやすいことから感染予防に心がける。また，副作用として骨粗しょう症もあり，転倒・転落による骨折に注意する。
・ステロイド剤を長期に服用することにより，食欲亢進，顔が丸くなる（満月用顔貌），多毛などがあり，外見の変化によりいじめやからかいを受けたりするので注意する。
・運動制限がある場合には，主治医や家族と連絡をとり合い，遊びや運動時には配慮する。

3）小児糖尿病

小児糖尿病（Ⅰ型）は，膵臓よりインスリンが分泌されなくなって生じる疾患である。思春期までに発症することが多い。保育所や幼稚園等で行われる検尿により発見されることも多い。治療の基本はインスリン注射であり，補助的に食事療法や運動療法を行う。

〔保育の場における対応〕

・病気に対する対処法や緊急時にかかる病院などについて，主治医や保護者から情報を得ておく。
・特に低血糖症状時の対処として補食（あめや甘いジュース，クッキーなど）を預かり，何をどのくらい飲食させるのかを把握しておく。
・運動したあとやインスリン注射後は低血糖に注意して子どもを観察する。
・けいれんや意識障害がみられたときには，すぐに救急車を呼ぶとともに，保護者に連絡する。

（4）アレルギー疾患のある子どもへの対応

アレルギー疾患とは，本来なら反応しなくてもよい無害なものに対する過剰な免疫反応である。保育施設において対応が求められる，乳幼児がかかりやすい代表的なアレルギー疾患には，食物アレルギー，アナフィラキシー，気管支喘息，アトピー性皮膚炎，アレルギー性結膜炎，アレルギー性鼻炎などがある。「保育所におけるアレルギー対応ガイドラ

イン（2019年改訂版）」には，各アレルギー疾患に共通した特徴があることから，保育所の生活において特に配慮や管理が求められる生活の場面（表4-9），共通する対応の原則（表4-10）が記述されている。

1）食物アレルギー

食物アレルギーは，特定の食物を摂取したあとにアレルギー反応を介して皮膚・呼吸器・消化器あるいは全身性に生じる症状のことをいう。そのほとんどは食物に含まれるたんぱく質が原因で生じる。また，アナフィラキシーは，アレルギー反応により，じん麻疹などの皮膚症状，腹痛や嘔吐などの消化器症状，息苦しさなどの呼吸器症状が複数同時にかつ急激に出現した状態をさす。その中でも，血圧が低下し意識レベルの低下や脱力を来すような場合を，特にアナフィラキシーショックと呼び，直ちに対応しないと生命に関わる重篤な状態である。なお，アナフィラキシーを起こす要因はさまざまではあるが，乳幼児期に起こるアナフィラキシーは食物アレルギーに起因するものが多い。保育の場における食物アレルギー・アナフィラキシーの対応の基本は以下のとおりである。

表 4-9　各アレルギー疾患と関連の深い保育所での生活場面

生活の場面	食物アレルギー・アナフィラキシー	気管支喘息	アレルギー性皮膚炎	アレルギー性結膜炎	アレルギー性鼻炎
給食	○		△		
食物等を扱う活動	○		△		
午睡		○	△	△	△
花粉・埃の舞う環境		○	○	○	○
長時間の屋外活動	△	○	○	○	○
プール	△	△	○	△	
動物との接触		○	○	○	○

○：注意を要する生活場面　　△：状況によって注意を要する生活場面
（出典　厚生労働省：保育所におけるアレルギー対応ガイドライン（2019年改訂版），p.4, 2019）

表 4-10　保育におけるアレルギー対応の基本原則

○全職員を含めた関係者の共通理解の下で，組織的に対応する
・アレルギー対応委員会などを設け，組織的に対応する
・アレルギー疾患対応のマニュアルの作成と，これに基づいた役割分担を行う
・記録に基づく取り組みの充実や緊急時・災害時などさまざまな状況を想定した対策をとる
○医師の診断指示に基づき，保護者と連携し，適切に対応する
・生活管理指導表に基づく対応が必須である
○地域の専門的な支援，関係機関との連携の下で対応の充実を図る
・自治体支援の下，地域のアレルギー専門医や医療機関，消防機関等との連携を図る
○食物アレルギー対応においては安全・安心の確保を優先する
・完全除去対応（提供するか，しないか）
・家庭で食べたことのない食物は，基本的に保育所では提供しない

（出典　厚生労働省：保育所におけるアレルギー対応ガイドライン（2019年改訂版），p.5, 2019）

＊3　個別的な配慮を要する子どもへの対応

〔保育の場における対応〕

・保育施設における給食は，子どもの発育・発達段階，安全への配慮，必要な栄養素の確保とともに，食育の観点も重要である。しかし，食物アレルギーを有する子どもへの食対応については，安全への配慮を重視し，できるだけ単純化し，「完全除去」か「解除」の両極で対応を開始することが望ましい。

・基本的に，保育施設で「初めて食べる」食物がないように保護者と連携する。

・アナフィラキシーが起こったときに備え，緊急対応の体制を整える（第6章第3節（5）エピペン参照）とともに，保護者との間で，緊急時の対応について協議しておくことが重要である。

2）気管支喘息

気管支喘息は，喘鳴を伴う呼吸困難を繰り返す疾患である。一般的には，発作治療薬により症状は改善するが，まれに生命に関わることもあるため，注意が必要である。こうした喘鳴は，チリ・ダニや動物の毛などのアレルゲンに対するアレルギー反応により，気道での炎症が生じた結果，気道が狭くなることで起こりやすくなる。

〔保育の場における対応〕

・気管支喘息症状の予防には，アレルゲンを減らすための環境整備がきわめて重要である。そのため，保育施設での生活環境は，室内清掃だけでなく，特に寝具の使用に関して留意する必要がある。

・保護者との連携により，気管支喘息の治療状況を把握し，保育の場における運動などの対応について，事前に相談する必要がある。

3）アトピー性皮膚炎

アトピー性皮膚炎は，皮膚にかゆみのある湿疹が出たり治ったりすることを繰り返す疾患である。乳幼児では，顔，首，肘の内側，膝の裏側などによく現れるが，ひどくなると全身に広がる。悪化因子としては，ダニやホコリ，食物，動物の毛，汗，シャンプーや洗剤，プールの塩素，生活リズムの乱れやかぜなどの感染症などさまざまであり，個々に異なる。多くの場合，適切なスキンケアや治療によって症状のコントロールは可能で，基本的には，他の子どもと同じ生活を送ることができる。

〔保育の場における対応〕

・アトピー性皮膚炎の子どもの皮膚は刺激に敏感であり，皮膚の状態が悪い場合には，皮膚への負担を少なくする配慮が必要である。

・悪化因子は，個々に異なるが，室内の環境整備だけでなく，場合によっては外遊び，プール時に対応が必要となることがあり，保護者との連携が必要である。

（5）医療的ケアが必要な子どもへの対応

医療的ケアが必要な子どもには，歩ける子どもや，重度の知的障害と肢体不自由が重複している重度心身障害児のように寝たきりの子どもがいる。医療的ケアとは，痰の吸引や経管栄養，人工呼吸器など，退院後の日常の生活援助として必要なケアのことである。法律の改正により，一定の研修を受けることで医療職でなくても実施が可能になった。

〔保育の場における対応〕

・診断名，既往歴（今までにかかった病気），病気の経過と現在の状態，保育施設での生活における制限と処置の有無と内容，症状が変化したときの対応と連絡先の確認，主治医と医療機関などを確認し，処置は誰がするのか，いつ行うのかをはっきりさせておく。

・体調不良時の具体的な対応方法について，保護者に確認しておく。

・体調が変化したときの保護者への対応方法について，職員間の情報の共有と確実な記録，保護者への連絡など，何をするか，どう動くのかを考えておく。

【演習課題】

1．3歳以上児の保育室と乳児室とではどのような保健的な対応の違いがあるのか，話し合ってみよう。
2．医療的ケアの必要な子どもたちの現状や課題について，調べてみよう。

●参考文献

・堀　浩樹・梶　美保：保育を学ぶ人のための子どもの保健，建帛社，2019
・厚生労働省：保育所保育指針解説，2018
・厚生労働省：乳児用調製粉乳の安全な調乳，保存及び取扱いに関するガイドラインについて，
file : ///C : /Users/m-kaj/Desktop/%E 8 %AA%BF%E 4 %B 9 %B3. pdf
・厚生労働省：授乳・離乳の支援ガイド（2019年改定版），2019

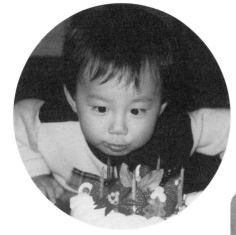

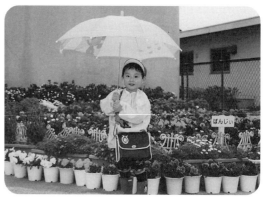

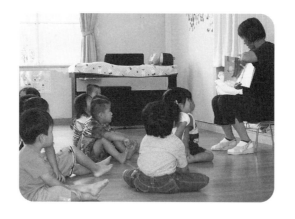

＊第4章　保育における保健的対応

事故防止および安全対策

保育の場における事故および重大事故にはどういったものがあるのかの実態について学ぶ。さらに，事故時の対策の実際について学ぶ。

1 子どもの事故

（1）子どもの事故の概要

　日本の子どもの死亡について，厚生労働省の人口動態統計によると，病気を含むすべての死因別の上位をみると，「不慮の事故」はどの年齢層でも第4位以内に入っている（表5-1）。

　子どもの不慮の事故（交通事故，自然災害を除く）による死亡数の長期的な推移をみると，1980（昭和55）年の2,545人から減少傾向にあり，2015（平成27）年には247人と35年間で10分の1以下になっており，大幅に減少している（図5-1）。これは医療技術の進歩や，製品の改善，子どもの生活環境の改善等が，事故の発生を抑制したためと推測される。逆にいえば，不慮の事故は予防と対策によって発生のリスクを軽減することが可能なのである。

　子どもの死亡を防ぐためにはどのような種類であれ，とにかく事故を防止することが重要である。図5-2からわかるように，年齢層によって死因が変化することから，年齢層別に分析し，対策を講じることが必要である。

表 5−1　子どもの死因（死亡数順位）

年　齢	第 1 位	第 2 位	第 3 位	第 4 位	第 5 位
0 歳	先天奇形，変形及び染色体異常	周産期に特異的な呼吸障害等	乳幼児突然死症候群	不慮の事故	胎児及び新生児出血性障害等
1 〜 4 歳	先天奇形，変形及び染色体異常	悪性新生物〈腫瘍〉	不慮の事故	心疾患	周産期に発生した病態
5 〜 9 歳	悪性新生物〈腫瘍〉	不慮の事故	先天奇形，変形及び染色体異常	その他の新生物〈腫瘍〉	心疾患（同数）
10〜14歳	自　殺	悪性新生物〈腫瘍〉	不慮の事故	先天奇形，変形及び染色体異常	心疾患
15〜19歳	自　殺	不慮の事故	悪性新生物〈腫瘍〉	心疾患	先天奇形，変形及び染色体異常

（出典　厚生労働省：令和 3 年（2021）人口動態統計）

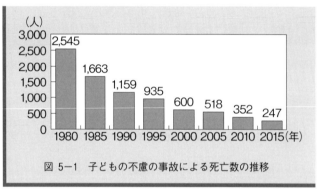

図 5−1　子どもの不慮の事故による死亡数の推移

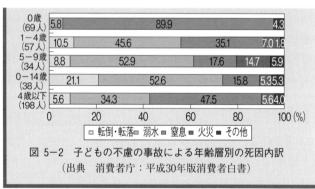

図 5−2　子どもの不慮の事故による年齢層別の死因内訳
（出典　消費者庁：平成30年版消費者白書）

（2）子どもに起こりやすい事故

　子どもは運動機能の発達が未熟なため，発達段階によって起こりやすい事故の傾向がある（図 5 − 3）。保育者は子どもの発達を理解し，起こりやすい事故や発生しやすい時期について把握することで，危険を回避することができ，子どもを不慮の事故から守ることができる。日頃から危険に対する意識を高め，事故防止対策と対応について心がけることが必要である。

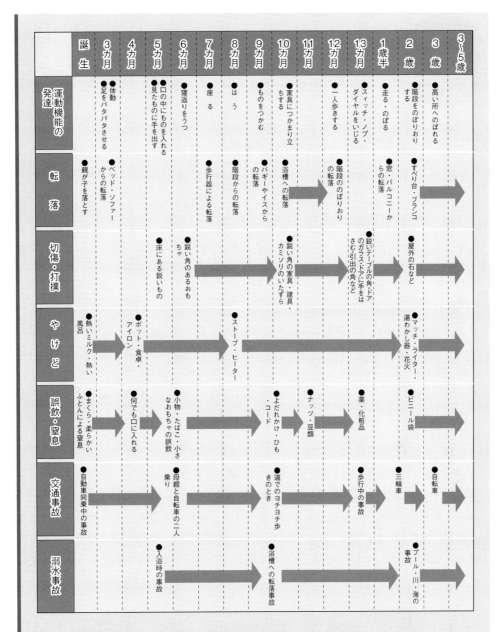

図 5−3　子どもの発達と起こりやすい事故

（出典　国立保健医療科学院：母子健康保健事業のための事故防止指導マニュアル，pp.14〜15，2005）

＊1　子どもの事故

2 保育の場における重大事故

（1）保育所保育指針における「健康及び安全」

　保育所保育指針「第3章　健康及び安全」の中で，「保育所保育において，子どもの健康及び安全の確保は，子どもの生命の保持と健やかな生活の基本であり，一人一人の子どもの健康の保持及び増進並びに安全の確保とともに，保育所全体における健康及び安全の確保に努めることが重要となる」と示されている。健康と安全は保育の基本であり，子どもの生命と心の安定が保たれ，健康な生活を送ることができる環境づくりを保育施設全体でとり組み，家庭や専門機関，地域とともにめざすことが必要である。

（2）教育・保育施設等における事故

　教育・保育施設等の死亡事故および負傷等（治療に要する期間が30日以上の負傷や疾病）について，内閣府は2015（平成27）年4月の子ども・子育て支援法施行より自治体から国への報告を開始し，自治体から報告のあった事故件数を毎年集計して公表している。これらの事故報告の詳細は，内閣府，文部科学省および厚生労働省に報告のあったものをまとめて「特定教育・保育施設等における事故情報データベース」として，内閣府のホームページに掲載されている。

1）死亡事故

　2015（平成27）年から2018（平成30）年までの死亡事故件数の合計は44件であった（図5－4）。

　2018（平成30）年における死亡事故の9件のうち，病死1件を除く8件は，いずれも0・1歳児の睡眠中の事故であった。これら睡眠中の事故については，発見時の体位がうつぶせ寝，施設への預け始めの時期（入園から30日以内），保育者が他の業務を行い当該児を

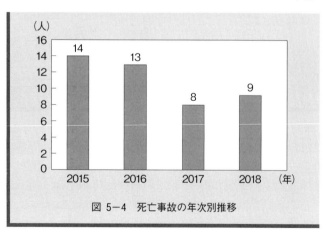

図5－4　死亡事故の年次別推移

みていなかったなどの状況が報告されている。

2）負傷等

表5-2に示すように，2015(平成27)年から2018(平成30)年までの負傷等の件数は4,341件であった。施設別にみると，認可保育所がもっとも多く2,430件，次いで放課後児童クラブの1,298件，幼保連携型認定こども園は308件であった。また，負傷等4,341件のうち，骨折事故が3,575件と80％以上を占め，もっとも多かった。

表 5-2　教育・保育施設等における事故報告集計　　　　　　　(件)

	2015(平成27)年		2016(平成28)年		2017(平成29)年		2018(平成30)年		計	
	負傷等	うち骨折	負傷等	うち骨折	負傷等	うち骨折	負傷等	うち骨折	負傷等	うち骨折
幼保連携型認定こども園	12	8	51	45	72	54	173	146	308	253
認可保育所	342	266	469	368	727	587	892	711	2,430	1,932
放課後児童クラブ	228	196	288	259	362	332	420	356	1,298	1,143
その他	31	28	54	45	73	57	147	117	305	247
計	613	498	862	717	1,234	1,030	1,632	1,330	4,341	3,575

(出典　内閣府：平成30年教育・保育施設等における事故報告集計，2019)

3　睡眠中の安全

(1) 睡眠中の事故

　睡眠中はもっとも突然死等の危険性が高いことが報告されている。低年齢児には特に，うつぶせで寝かせたときに顔がやわらかい寝具に埋もれてしまわないような硬めの敷ふとんやマットレスなどを使用する，掛ふとんは顔にかぶっても払いのけられる軽いものを使用する，寝ている子どもの顔や口を覆ったり首に巻きついたりするものは置かないなど，環境の整備が必要である。また，ミルクの吐き戻しによる窒息の危険性などもあるため，睡眠中であっても子どもの呼吸や体位，睡眠状況を確認することや，子どもの発達や健康状態を把握してその状況に応じて寝かせることが重要である。

(2) SIDS とは

　SIDS（シッズ：Sudden Infant Death Syndrome）とは乳幼児突然死症候群のことで，何の予兆や既往歴もないまま1歳未満の子どもが死に至る，原因のわからない病気である。図5-5に示すように，年々減少してはいるものの，2018（平成30）年では61名の子どもがSIDSで死亡しており，乳児期の死亡原因としては第4位となっている。

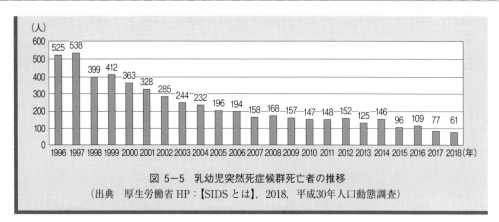

図 5−5　乳幼児突然死症候群死亡者の推移
（出典　厚生労働省HP：【SIDS とは】，2018．平成30年人口動態調査）

　SIDS の発生頻度はおよそ出生4,000人に 1 人と推定され，生後 2 か月から 6 か月に多いが，まれに 1 歳以上も発症することがある。

　SIDS を予防する方法は確立していないが，これまでの研究などから，次の 3 つのポイントに留意すれば，SIDS 発症の危険性を低くするというデータが得られている。

（1）　1 歳になるまでは，寝かせる時はあおむけに寝かせましょう
（2）　できるだけ母乳で育てましょう
（3）　たばこをやめましょう
　　　（厚生労働省HP【乳幼児突然死症候群（SIDS）発症リスクを低くするための 3 つのポイントとは】，2018）

　また，12月以降の冬期に SIDS が発症する傾向が高いことから，厚生労働省では，毎年11月を乳幼児突然死症候群（SIDS）対策強化月間とし，発症の予防に対する普及啓発としてポスターの掲示やリーフレットの配布などを行っている（図 5 − 6）。

　要因としては，寒さを気づかい，服を着せすぎたりふとんなどをかけすぎたりすることから起こる高体温（うつ熱）があげられている。手・足がポカポカとして，汗をかいているようなときには，服を脱がせて涼しくして，温度調節をする。

（3）睡眠中の事故発生防止のためのとり組み

　睡眠中に赤ちゃんが死亡する原因には，SIDS の他，窒息などによる事故がある。睡眠中がもっとも突然死の危険性が高いことを認識し，子どもの安全を最優先することを徹

図 5−6　SIDS 対策ポスター
（出典　厚生労働省HP）

底して意識する必要がある。そのためには，睡眠中も保育の一環であることや，うつぶせ寝や窒息，預かり初期のリスクなどを理解し睡眠中のリスクを共有することが求められる。最近では睡眠センサーの導入といったICT機器の活用などもすすめられているが，機械を過信せず，補助的なものであることを忘れてはいけない。睡眠中の定期的な巡視や，子どもに直接ふれて確認することなど，見守り（観察・記録）に専念できる体制づくりを心がける。また，心肺蘇生法・AED（自動体外式除細動器）の操作研修の実施，状況に応じた役割分担の訓練などのシミュレーション研修を実施することで，子どもの安全の確保を徹底するべきである。

　乳児の窒息リスクを除去するため，睡眠前だけでなく，睡眠中にも以下の点に注意することが大切である。

・医学的な理由で医師からうつぶせ寝をすすめられている場合以外は，乳児の顔が見える仰向けに寝かせることが重要。
・一人にしない，寝かせ方に配慮する，安全な睡眠環境を整えること。
・やわらかいふとんやぬいぐるみなどを使用しない。
・口の中に異物がないか確認する。
・ミルクや食べたものなどの嘔吐物がないか確認する。
・0歳児は5分ごと，1歳児以上は10分ごとに呼吸の有無を観察する。
・部屋は暖めすぎていないか　など。

4　プール活動・水遊びの安全

（1）プール活動・水遊びの注意点
　子どもは身体に比べて頭が大きいことや，水などに頭から落ちたときに力が弱くて自分で起き上がることができないなどの理由で，深さが10cm程度の水でも鼻と口が覆われると溺れてしまうことがある。油断せず，複数の目で子どもたちを見守ることや，監視者は監視に専念することが重要である（図5－7）。

　プール活動・水遊びの注意点として，医師の判断で止められている場合は間違って入水しないようにし，見守る人（監視者）・子どもたちといっしょに遊びに関わる人・緊急時に対応する人などの役割を決めておくことが必要である。安全を最優先に考えて，十分な監視体制が確保できない場合は，プール活動・水遊びの中止も選択肢とする判断が求められる。

（2）プール活動・水遊びの事故発生防止のためのとり組み
　事前管理として，慢性疾患等の配慮を必要とする子どもへの対応などを確認するととも

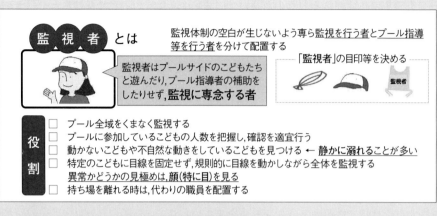

図 5-7　監視者とは

（出典　大阪市子ども青少年局保育施策部保育企画課：事故防止及び事故発生時対応マニュアル—基礎編，p.60，大阪市，2018）

　に，すべての子どもに関する健康状態の確認を保護者とともに行うことや，当日活動ができない子どもの対応の確認なども必要である。また，排泄を済ませることや，耳や爪を清潔にしておく，水着のひもを短く結んでおく，プールキャップを着用するなど子どもたちの準備も確実に行う。

　また，プール活動・水遊びができる環境かどうかの実施の判断が必要である。雨天，強風，雷が鳴っているときや，光化学スモッグ警報発令のとき，PM2.5の注意喚起のとき，暑さ（熱中症）指数が高いときなどは，活動を中止すべきである。

　さまざまな対応が必要であるが，何より時間的な余裕をもって活動を行うことが重要である。

5　誤飲・誤嚥・窒息事故防止

（1）子どもの誤飲・誤嚥・窒息事故

　誤飲とは食べ物以外の物を誤って口に入れてしまい，飲み込んで胃に入れてしまった状態である。一方，誤嚥とは食べ物が食道ではなく，気管に入ってしまうことであり，誤飲と区別する。子どもは歯が発育段階で生えそろっていないことや，かみ砕く，すりつぶすなどの摂食機能が未発達なことに加えて，あわてて食べたり，遊びながら食べる，口に食べ物が入ったまま笑う，食べている途中で泣いたりする，など想定できない行動を起こすことがある。食べ物の大きさや形状，性状などによって誤飲・誤嚥・窒息事故につながり

やすい。また，子どもの特性から食べ物だけに限らず，おもちゃや身の回りの日用品，タバコや薬品類なども口に運んでしまい，事故を引き起こす可能性もある。子どもの様子を日常的に意識することや，健康観察を含め，子どもの体調をていねいに保護者から聞くなど，健康状態を把握しておく必要がある。さらに，それらを職員間で情報共有し，事故を未然に防ぐことに努める。

食事介助の際に注意するポイントとして，以下があげられる。

・ゆっくり落ち着いて食べることができるよう子どもの意思に合ったタイミングで与える。

・子どもの口の大きさに合った量で与える（1回で多くの量を詰めすぎない）。

・食べ物を飲み込んだことを確認する（口の中に残っていないか注意する）。

・汁物などの水分を適切に与える。

・食事の提供中に驚かせない。

・食事中に眠くなっていないか注意する。

・正しく座っているか注意する。

子どもが口を開けたときのおおよその大きさの直径は，乳児で32mm，3歳児で39mmである（図5−8上）。子どもの口の大きさの目安になるチャイルド・マウス（図5−8下）は，一部の母子健康手帳にも掲載されており，この中を通るものは，子どもの口の中に入るということである。身の回りの物をチェックし，子どもの口に入るような小さい物は子どもの手の届かない場所に置くなどして誤飲事故を予防する。

（2）誤飲・誤嚥・窒息事故の原因

窒息事故の原因は，食品ではもち，ミニカップゼリー，あめ類，パン，肉類，魚介類，果実類，米飯類などがあげられる。日用品でもっとも多いのはタバコであり，他には医薬品や，ビー玉・おはじきなどのおもちゃ，洗剤，コインなどがあげられる。しかし，窒息事故で亡くなった子どものほとんどが，食べ物が原因であることがわかっており，食事のときには目を離さずに見守ることが重要である。

消費者庁によると窒息事故の傾向として，女児よりも男児にやや多いこと，年齢が低いほど多い傾向にあることが報告されている。特に0〜1歳に集中しており，4か月まではほとんど事故は発生していないが，6か月を過ぎる頃から急増し，9か月をピークに多く，4歳を過ぎると急激に少なくなる。

6　危機管理体制（事故発生時の対応）

（1）緊急時の対応体制の確立

日々の保育において，事故が起きないことが一番望まれるが，実際に子どもの成長には

この円形の中に入る物は子どもが誤飲するおそれがある（乳児32mm，3歳児39mm）。コピーして，身の回りの物の大きさを体感してみよう。子どもの口は意外と大きいことがわかる。

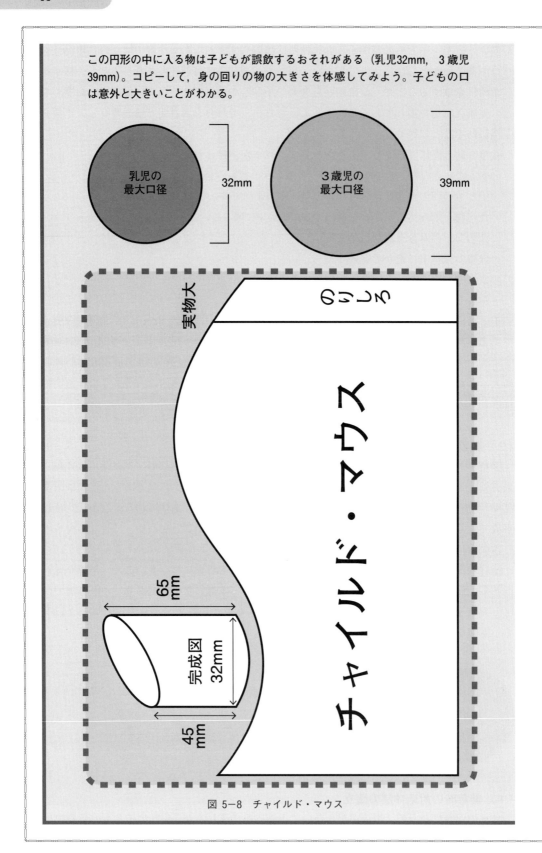

乳児の最大口径　32mm

3歳児の最大口径　39mm

実物大

のりしろ

チャイルド・マウス

完成図

65mm

32mm

45mm

図 5−8　チャイルド・マウス

＊第 5 章　事故防止および安全対策

けがはつきものであるのが現実である。事故が起きてしまったときには，保護者に情報の共有を図るとともに，子どもには次に同じような事故が起きないための教育をすることが必要である。保育中の事故に関しては，日頃から保育者の事故防止に関する意識を高めておくことはもちろんのこと，万が一の事故が起きたときの緊急時対応に関しても，職員間でさまざまな状況を想定した訓練を行い，死亡や重篤な事故に至らないようなとり組みが重要である。

　各保育施設・事業者，地方自治体には，「教育・保育施設等における事故防止及び事故発生時の対応のためのガイドライン」が作成され，それぞれの実情に応じた体制整備など，具体的な指針等を作成することが求められている。

　その中には以下に示すような準備をしておくことが望ましいと示されている。

【緊急時の役割分担表（順序）の書式例】

緊急時の役割分担表（順序）

心肺蘇生	施設・事業所内外にいる全職員，管理者の動向把握と連絡（＝事故後の現場責任者）	直後の外部連絡（当該子どもの保護者，地方自治体の担当者など）	保護者や近隣への説明（求められたとき）	残った職員による継続保育を監督	事実の記録を促す

　左側の列および上の欄から順番に「今，施設内にいない人」を×で消していき，現在施設内にいる職員のうち一番上の欄に書かれている職員がその役割を担当する。不在の職員の動向については，下の余白に記入する。

【緊急時の役割分担の例】

　〇心肺蘇生，応急手当を行う人
　〇救急車を呼ぶ人
　〇病院に同行する人
　〇事故直後，事故にあった子どもの保護者，地方自治体関係連絡部署に連絡する人
　〇事故当日，事故にあった子ども以外の子どもの教育・保育を行う人
　〇事故直後，交代で事故の記録を書くよう職員に指示する人
　〇翌日以降の教育・保育の実施体制の確認を行う人　…など

図 5−9　緊急時の役割分担

（出典　内閣府・文部科学省・厚生労働省：教育・保育施設等における事故防止及び事故発生時の対応のためのガイドライン，2016）

　〇特定教育・保育施設，特定地域型保育事業，地域子ども・子育て支援事業の施設・事業者→市町村→都道府県→国
　〇認可を受けていない保育施設・事業者→都道府県→国

図 5−10　報告のルート

＊6　危機管理体制（事故発生時の対応）

① **緊急時の役割分担を決め，掲示する**　まず第一に，事故発生時に他の職員に指示を出す役割について，順位をつけ，指示系統を明確にする。その他諸々の役割ごとに分担と担当する順番・順位を決め，事務室の見やすい場所に掲示する（図5−9）。

② **日常の備え**　各職員の緊急連絡網や，医療機関，地方自治体や警察等の関係機関の一覧，保護者への連絡に関する緊急連絡先を事前に整理しておく。また，119番通報する際のポイントと伝えるべきことを整理・作成し，事務室の見やすい場所に掲示したり，園外活動などに使用するバッグに携帯することや，プール活動・水遊びを行うときには見やすい場所などに掲示する。

（2）事故報告の流れ

事故が発生した場合には速やかに指導監督権限をもつ自治体，あるいは事業に関する指導監督権限をもつ自治体への報告（図5−10）とともに，子どもの家族などに連絡を行う。

報告内容は，第1報は事故発生日時，子どもの年齢・性別・発生場所・発生状況などであり，第2報は事故の概要，事故発生の要因分析などについてである。

【演習課題】

1．特定教育・保育施設等における事故情報データベース（内閣府）で，事故の実態を調べてみよう。
2．子どもを事故から守る！事故防止ポータル（消費者庁）で，どのような事故へのとり組みが行われているかを調べてみよう。

●参考文献
・消費者庁：子どもを事故から守る！！事故防止ハンドブック（2019年10月改訂版）
・内閣府：教育・保育施設等における事故防止及び事故発生時の対応のためのガイドライン，2016
・内閣府：教育・保育施設等おける重大事故防止策を考える有識者会議年次報告，2019
・内閣府：平成30年教育・保育施設等における事故報告集計の公表及び事故防止対策について，2019
・内閣府HP：特定教育・保育施設等における事故情報データベース　https：//www 8.cao.go.jp/shoushi/shinseido/data/index.html
・厚生労働省HP：乳幼児突然死症候群（SIDS）について　https：//www.mhlw.go.jp/bunya/kodomo/sids.html
・日本蘇生協議会監修：JRC蘇生ガイドライン2015，医学書院，2016

第 **6** 章

子どもの体調不良等に対する適切な対応

体調不良のときや事故が起こってしまった際の保育
の場における対応と，救命手当（心肺蘇生法）の実際
について学ぶ。

1 体調不良時の対応

　子どもは，免疫力が未熟であり，病気になると進行が速く重症化しやすい。子どもは，
心身の状態を言葉でうまく訴えることができないため，保育者は常に子どもの健康状態を
把握し，心配な症状がみられた場合には瞬時に判断をして，保護者，もくしは医療の場へ
引き継ぐまでの的確な対応をしなければならない。乳幼児にみられるおもな症状を知るこ
とで，病気への早期対応につながる（表6－1）。

　子どもにみられる病気のおもな症状として，発熱，消化器症状，呼吸器症状があげられ
る。子どもはさまざまな症状を呈しながら，病気に対する抵抗力を獲得していく。機嫌，
顔色，食欲，活動性など，いつもと違う様子はないかを把握するとともに，発熱，嘔吐，
下痢，鼻水，咳，腹痛，発疹などの全身状態をしっかり観察することが大切である。

（1）発　　熱
1）発熱とは

　発熱は，子どもにみられるもっとも頻度の高い症状のひとつである。子どもは，体温の
調節機能が未熟なために，環境によっても影響を受けやすい。衣類の着せすぎやふとんの
かけすぎ，高温多湿や水分不足の場合でも体温が上がり，うつ熱（熱の産生と放散の均衡

表 6-1　症状とおもな病気

症状	乳児のおもな病気	幼児のおもな病気
発　熱	ウイルスや細菌による感染症（かぜ，突発性発疹症，尿路感染症，髄膜炎，敗血症，中耳炎など），川崎病　など	ウイルスや細菌による感染症（かぜ，肺炎，扁桃腺炎，中耳炎など），川崎病　など
咳	かぜ，気管支炎，肺炎，百日咳，喘息様気管支炎，急性咽頭炎　など	かぜ，気管支炎，肺炎，百日咳，気管支喘息，気管異物　など
嘔　吐	胃腸炎，腸重積症，肥厚性幽門狭窄症，食物アレルギー，髄膜炎，脳炎，頭部外傷　など	胃腸炎，周期性嘔吐症，食物アレルギー，虫垂炎，髄膜炎，脳炎，頭部外傷，心因性嘔吐症　など
腹　痛	胃腸炎，腸重積症，そけいヘルニア　など	胃腸炎，虫垂炎，そけいヘルニア，便秘，心因性腹痛，アレルギー性紫斑病　など
下　痢	胃腸炎，白色便下痢症　など	胃腸炎，食中毒　など
けいれん	熱性けいれん，憤怒けいれん，髄膜炎，脳炎，頭部外傷　など	熱性けいれん，てんかん，髄膜炎，脳炎，頭部外傷　など
発　疹	突発性発疹症，汗疹（あせも），伝染性膿痂疹　など	麻疹，風疹，溶連菌感染症，伝染性紅斑，手足口病，水痘，伝染性膿痂疹　など

が保てず，体内に熱が蓄積された状態）となる場合があるので，注意する。

　子どもは，新陳代謝がさかんで，体温は大人より高い傾向にあるため，一般に37.5℃までは正常とされている。しかし，個人差があるため，個々の子どもの平熱を把握し，平熱より1.0℃以上高いときは発熱と判断して対応する必要がある。

　発熱の程度と病気の重症度は必ずしも一致せず，熱の高さだけで病状を判断することはできない。また，熱があまり高くない場合であっても，病気に罹患していることもある。例えば，突発性発疹症は高熱の割には患児は元気であることが多く，逆に細菌性髄膜炎や敗血症などの重症感染症では顔色が悪く元気がないが熱はさほど高くない。そのため発熱以外の全身状態もしっかり観察することが大切である。熱性けいれん（本節（6）参照）の既往歴のある子どもが37.5℃以上の発熱があるときには，医師の指示に従う。

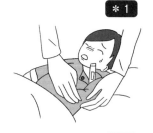
＊1

2）手　　当

　発熱が疑われるときは，腋窩（わきの下）の汗をよくぬぐってから体温を測る[1,2]（第2章第3節（1）参照）。検温の結果，熱がある場合は，熱の放散を促すために，衣服や掛ふとんを減らして静かに寝かせる。発熱以外に目立った症状がなく元気であれば，薄着にして水分を補給する。

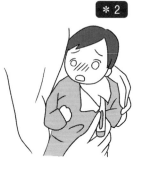
＊2

　熱の上がり始めのとき，寒気を感じて震えているときは，服やふとんを一枚多くはおったり，湯たんぽ，電気あんか，カイロなどで身体を温める。その際，低温やけどに注意し，長時間また直接皮膚に当てないように気をつける。

＊第6章　子どもの体調不良等に対する適切な対応

汗をかいているときは，身体をこまめによく拭き，肌着も含めて衣類をすべてとり替える。脱水に注意し，嘔吐がなければ，水分（経口補水液，湯ざまし，茶など）を少量ずつこまめに補給する。

発熱のほか，発疹・水疱ができている，腹痛，嘔吐，下痢を繰り返すなど何らかの感染症が疑われる場合には，隔離をして保護者に連絡をする。水分補給ができない，熱が下がりにくい，ぐったりして顔色が悪く苦しそうである，呼吸が速い，意識がはっきりしない，けいれん，3か月未満で38℃以上の熱がある場合などは，早めに医療機関を受診する。

（2）咳

1）咳　と　は

咳は，身体に侵入してきたウイルスや細菌など病気が原因のものや，異物などが入り込んで起きるものがある（誤飲・誤嚥は第2節（7）参照）。

乳児は気道が狭く，のどに乳汁が少し残っていたり，かぜで分泌物が増えたりすると，呼吸のたびにゼーゼー，ヒューヒューという喘鳴がみられることがある。生まれつき認められる先天性喘鳴は，喉頭部の発育とともに自然に消失する。

咳の症状がみられる場合は，咳の性質や発現の仕方（咳の出る時刻，回数，持続時間など）を観察する。

普通のかぜのときには，「コンコン」という乾いた感じの咳（乾性咳嗽）がみられ，気管支炎や肺炎のときには，「ゴホンゴホン」という痰がからんだ湿った感じの咳（湿性咳嗽）がみられる。「ケンケン」という犬の遠吠えのような咳（犬吠様咳嗽）は，咽頭ジフテリア，急性喉頭炎などでみられ，重症化すると呼吸困難になる恐れがある。

顔を真っ赤にして連続的に激しく咳き込み，けいれん性の咳発作（咳き込みのあと，ヒューと音を立てて息を吸う発作）が認められるときは，百日咳が疑われ，乳児では呼吸停止となることがある。気管支喘息では，気管支の粘膜に炎症が起こり，気道が狭窄することによって呼気性の呼吸困難となる。

2）手　　当

咳の症状がみられたら，仰向けに寝た状態よりも，上体を起こし，前かがみの姿勢をとらせて，背中をさすったり，軽いタッピング（指をそろえ，手のひらの中央部をくぼめておわん型にして叩く）を行ったりしながら症状の軽減につとめる。

室内のホコリや乾燥によって咳が誘発されることがあるため，保育室内の温度，湿度に留意し，換気をして空気を清浄するとともに，寝具も清潔に保つ。

水分を補給すると痰が出やすくなる。咳とともに，嘔吐することも考えられるため，水分や食事は少量ずつ与える。

しつこい咳や喘鳴に加えて，息苦しそうな様子がみられるときは，医療機関を受診する。

（3）嘔　　吐

1）嘔吐とは

病気による嘔吐の原因の多くは，ウイルスや細菌による胃腸炎である。髄膜炎，脳症，

頭部打撲などで脳に刺激が加わったときにも嘔吐が起こる。また食物アレルギーや精神的ストレスによる嘔吐も考えられる。嘔吐したときの状況や子どもの状態を十分に観察することが大切である。

　生後2か月頃までは，胃の形が「とっくり型」で，胃の入り口（噴門部）にある筋肉が発達しておらず，嘔吐しやすい（図6−1）。消化器官が未熟なこともあり，軽いかぜや咳など，少しの刺激で嘔吐してしまうことがある。また，授乳後に口から乳を出す（溢乳）ことがあるが心配はいらない。突発的か，授乳や食事と関係があるか，何をきっかけに嘔吐したのか（いつ，どんなふうに，どのような物を，どれくらいの回数で吐いたのか）を確認する。

　嘔吐したあと，比較的元気であれば，それほど心配することはないが，さまざまな病気が疑われるので，発熱，下痢，腹痛，顔色，機嫌など，他の症状にも注意し慎重に対処する必要がある。

　生後3週〜3か月のミルクの量が増える頃に，授乳後に噴水のように嘔吐し，体重が増えない場合には，先天性肥厚性幽門狭窄症（幽門（胃と十二指腸の接続部分）の筋肉が厚くなり，胃の中の物が流れることができず，授乳のたびに大量に嘔吐を繰り返す病気）も考えられるので，医療機関を受診する。

2）手　当

　嘔吐しているときは子どもの背中を下から上にさすり，少し前かがみにして吐きやすい姿勢にする。寝ているときに嘔吐した場合は，嘔吐物が気管に入らないよう，身体を横向きにして寝かせる。バスタオルを丸めて背中に当てておくと体位が安定する。

　口の中に嘔吐物が残っていれば，ていねいにとり除く。嘔吐物のにおいは，嘔吐を誘発するため，口の中をガーゼでぬぐうか，うがいをするなどして清潔にし，服が汚れている場合は着替えをする。感染症が疑われる場合は適切に対処する（第3章第3節参照）。

　水分は刺激となり吐き気を誘発させるので，何も与えず30分〜1時間程度安静にする。その後は，脱水に注意し，様子を見ながら少量の水分（湯冷まし，経口補水液など）を人肌程度に温めて与え，嘔吐しないことを確かめてから，徐々に増量する。

　頻回に嘔吐する，顔色が悪い，元気がなくぐったりしている，飲むと吐いてしまい水分を受けつけない，下痢，発熱，腹痛，頭痛などを伴う，血液やコーヒーのかすのような物

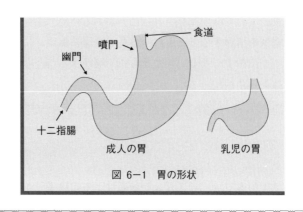

図 6−1　胃の形状

を吐いた，頭部打撲や外傷の既往などがあるときは，医療機関を受診する。

（4）腹　　痛

1）腹痛とは

腹痛は消化器症状として，嘔吐，下痢とともに頻度の高い症状である。子どもは，痛みを言葉でうまく伝えることができないため，動作で腹痛を訴えることがある。足を腹部のほうに丸めて，身体を「く」の字にして泣くときは，腹痛を疑い対応する[*3]。

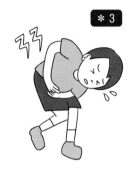

*3

子どもはさまざまな心身の状態を「おなかが痛い」という表現で訴えることがあるため，腹部以外の症状や心因性の腹痛も含めて，状態を把握することが必要である。熱，下痢，嘔吐を伴わない腹痛で，もっとも多いのが便秘である。

腹痛の原因となる病気には，胃腸炎，腸重積症，虫垂炎などがある。腸重積症は，腸の一部が重なり詰まった状態になる病気で，生後数か月〜3歳頃までに多くみられる。激しい腹痛とともに，イチゴジャムのような鮮血便がみられ，治療が遅れると手術が必要となる。また，急性虫垂炎は急激に状態が悪くなるので，早めに医療機関を受診する。

2）手　　当

安静にし，楽な姿勢をとらせて，腹部や背部をやさしくさする。

排便がなく，腹部がはっており，便秘が疑われる場合は，子どもを仰向けに寝かせ，腸の流れに沿って「の」の字を書くように腹部をマッサージする。2，3か月頃までの乳児では，綿棒にベビーオイルをつけて，肛門を刺激する（図6-2）。幼児であれば浣腸などの薬を使うこともあるが，医師の指示に従う。

嘔吐や下痢，高熱を伴い，脱水症状がみとめられるとき，血便がみられるとき，抱いたり腹部をさすったりしても泣きやまず，機嫌や顔色が不良のときは医療機関を受診する。

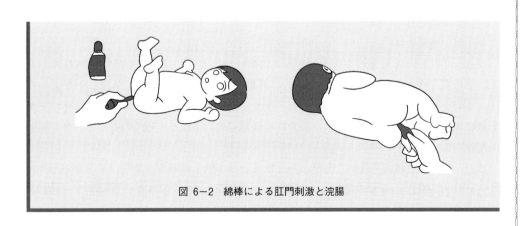

図6-2　綿棒による肛門刺激と浣腸

（5）下　　痢

1）下痢とは

　月齢の低い乳児は，便がやわらかく，回数も多い。下痢をしていても機嫌がよく，順調に体重が増えていれば心配はない。便の状態や回数は，個人差があるので，いつもの便の状態をよく知っておくことが大切である。

　下痢の原因で多いのは，ウイルスや細菌の感染によるものである。ウイルスでは，ロタウイルス，ノロウイルス，アデノウイルスなど，細菌では，サルモネラ，病原性大腸菌，カンピロバクターなどが原因となる。

　下痢症状がみられるときは，下痢の回数，便の状態（色，におい，血液や粘液の混入状況など）をよく観察する。ロタウイルスでは，白色または石灰色の水様便がみられ，病原性大腸菌で代表的なO157は，水様便が頻回にみられたあと，血液の混ざった下痢便へと症状が悪化する。下痢に伴う全身症状（発熱，嘔吐，腹痛，食欲，顔色，機嫌，尿の回数，唇や手の乾燥状態など）を確認し，対応することが必要である。

2）手　　当

　もっとも気をつけなければならないのは，脱水症である。下痢と嘔吐を合併しているときは，その兆候を見逃さないようにする。

　嘔吐がなければ水分（湯冷まし，経口補水液など）を人肌程度に温めて，少量ずつ頻回に与える。食事の量を少なめにし，母乳はよいが乳製品は控えて，消化のよいもの（おかゆ，野菜スープなど）を与える。

　おしりはただれやすいので，お湯で洗うか，お湯をふくませたガーゼなどで拭いて，清潔を保つ（図6-3，図6-4）。ロタウイルスなどの感染症が疑われる場合は，ビニール手袋・マスクを着用し，手洗いを確実に行い，スタンダードプリコーションを徹底する。また，下痢便のおむつは，二重のビニール袋に入れる（p.34，表3-6参照）。

　下痢の回数が多く嘔吐や高熱を伴う，米のとぎ汁のような白色水様便，血便や粘液が混ざっている，ぐったりしている，尿の量や回数が減った，水分補給ができない，手足が冷たい，同じような症状の子どもや家族が複数続けてみられるときなどは，医療機関を受診する。

（6）けいれん

1）けいれんとは

　子どものけいれんの原因でもっとも多いのが，発熱のために起こる熱性けいれんである。脳の発達が未熟なために高熱が脳への刺激となり起こるもので，生後6か月頃から1，2歳児に多くみられ，年齢が上がるとともに減少する。ほとんどの場合，発熱してから数時間以内にけいれんが起こり，数分から5分以内に治まる一過性のもので，後遺症の心配はない。

　また，乳児は，激しく泣いたり怒ったりするとき，強く呼吸を止めて，顔色不良（チアノーゼまたは蒼白）となり手足が硬直するけいれん（泣き入りひきつけ・憤怒けいれん）がみられることがあるが，発育とともに自然に消失する。

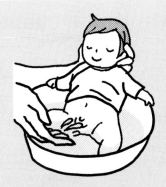 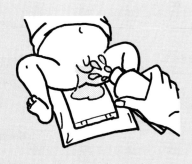

〈座浴（殿部浴）〉
肌着などを湯につかないようにまくりあげて，下半身を部分浴する。お湯の量が少ないので，必ずかけ湯などにより石けん分を洗い流す。

〈陰部洗浄〉
大きめのおむつと防水布を敷き，洗剤などの容器を使用してぬるま湯を準備して，陰部やおしりの汚れを洗い流す。

図6-3　座浴，陰部洗浄の方法

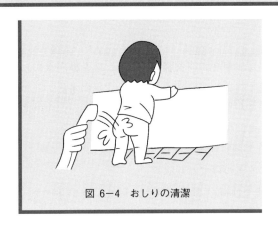

図6-4　おしりの清潔

　けいれんが生じたとき，もっとも重要なことは，あわてず冷静に対応することである。大声で名前を呼んだり，身体を揺すったり，子どもの刺激となるような対応をしてはならない。てんかんやその他の神経疾患（髄膜炎，脳炎，脳内出血など）が要因となり引き起こされるけいれんと見極めるためにも，けいれんの状態をしっかり観察することが大切である（図6-5）。

・けいれんの持続時間を正確に測る。熱性けいれんの場合は，数分から5以内に治まる。
・けいれんの状態（意識の有無，全身性か片側性か，左右差はどうか，手足や目の動きはどうか）を確認し，記録する。熱性けいれんの場合は，左右対称の全身硬直が起こり，顔色は悪くなり，けいれん後に睡眠に入るが，その後は普通の状態に戻る。
・発熱，嘔吐，頭痛など，けいれん以外の症状，けいれん後の意識状態を観察する。
・けいれんが治まった後は，眠ってしまう場合が多いが，意識が戻っているか確認する際には，軽くつねるなどして反応を確かめる。

＊1　体調不良時の対応

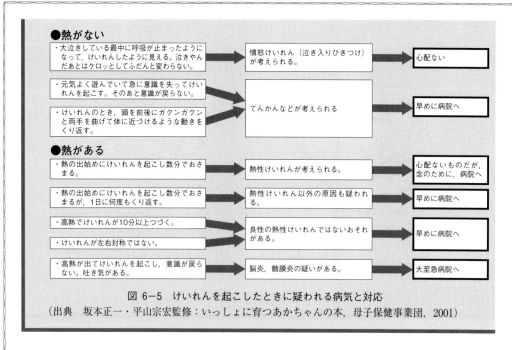

図6-5 けいれんを起こしたときに疑われる病気と対応

（出典 坂本正一・平山宗宏監修：いっしょに育つあかちゃんの本，母子保健事業団，2001）

2）手　　当

　平らなところに静かに寝かせて，衣服をゆるめ，顔を横向きにして呼吸を楽にする。嘔吐している場合は，嘔吐物をのどに詰まらせないようにする。このとき，大声で呼びかけたり，身体を揺すったりしない。舌をかむことはないが，口の中に布やスプーン，指などを入れてはならない。可能であれば検温し，体温を把握する。

　けいれんが治まったあと，粘液や唾液，嘔吐物が口の中にあるときは，窒息を防ぐため，ガーゼなどを指に巻きつけてとり除く。

　熱があるときは，頭を水枕，氷枕，氷のうなどで冷やす。熱が高いときは，首のつけ根，わきの下，足のつけ根を冷やす[*4]。熱性けいれんの既往があり，発熱があるときは，医師から処方された解熱剤を使用する。

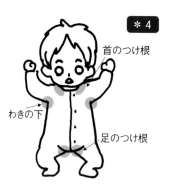

　発熱がなくてけいれんを起こしたとき，けいれんが5分以上続くとき，頭を強く打った後にけいれんを起こしたとき，反復して頻回に起きるとき，けいれんが左右対称でないとき，けいれんが治まってしばらくしたあとも意識状態の改善がみられないとき，他の病気があるときは医療機関を受診する。

（7）発　　疹
1）発疹とは

　発疹を症状とする子どもの病気は多く，感染症を原因として出現するものもあるため，病状をしっかり把握することが重要である。おむつ交換や衣類の着脱の際に，全身の皮膚

症状を観察することで，早期発見につながる。

発疹は皮膚にみられる色や形の病的な変化で，表6－2のようなものがある。

発疹ができている部位，色，形，大きさなどを観察するとともに，発熱，鼻水，咳など，ほかの症状の有無を把握する。発疹の原因として考えられる食べ物，薬，気候の変化，虫刺され，ストレスなどの関係も調べる。また子どもの既往歴として，予防接種，感染症，食物アレルギーの有無などについても確認する。

ウイルスや細菌による感染症を原因とした発疹は，発熱を伴う。発熱のあとに発疹が認められるもの，発疹とともに発熱が認められるものなど，発疹と発熱の関係は，病名によって異なる（図6－6）。発疹の出現部位や進行の度合いなども病名によって特徴があるため，全身状態をよく確認する必要がある。

① **突発性発疹症**　38度以上の高熱が3～4日間続いたあと，熱が下がったときに体幹部を中心に紅色の発疹が出現し，数日で消えてなくなる。6か月～2歳に多く，生まれてはじめての高熱である場合が多い。

② **麻疹（はしか）**　発症初期に熱を伴うかぜに似た症状がみられ，熱は一時下がるが，再び上昇し，この頃にコプリック斑と呼ばれる白いぶつぶつが口の中にみられる。その後，顔や頸部に発疹が出る。発疹は赤みが強く，やや盛り上がっている。やがて解熱し，発疹は出現した順に，色素沈着して消える。

③ **風疹（三日はしか）**　発熱と同時に発疹が顔や頸部に出現し，全身へと拡大する。淡紅色の斑状丘疹で，約3日間で消え，色素沈着も残さず，症状は麻疹よりも軽い。

④ **水痘（みずぼうそう）**　発疹が顔や頭部に出現し，全身へと拡大する。発疹はかゆみが強く，斑点状の赤い丘疹から始まり，水疱（水ぶくれ），痂皮（かさぶた）へと変化する。すべての発疹が痂皮化すれば感染性がないものと考えられる。

⑤ **溶連菌感染症**　突然の発熱とともに，舌が苺状に赤く腫れ，全身に鮮紅色の発疹が出る。発疹が治まった後，指の皮がむけることがある。発症初期には水疱がみられ，化膿したり，痂皮がみられる。

表 6-2　発疹の種類

紅 斑	盛り上がりの無い赤色のもの。色は血管が拡張したため。
紫 斑	盛り上がりの無い紫～赤紫色のもの。色は皮膚内で出血したため。
白 斑	盛り上がりの無い白色のもの。色は色素が脱失したため。
丘 疹	5mm程度までの半球状に皮膚から盛り上がったもの（ぶつぶつ）。
結 節	丘疹より大きく，皮膚から盛り上がったもの（しこり）。
水 疱	水様のものを含んで皮膚から盛り上がったもの（水ぶくれ）。
膿 疱	膿様のものを含んで皮膚から盛り上がったもの（うみ）。
びらん	皮膚が薄くはがれたもの（ただれ）。液が染み出て，表面が湿潤している。
潰 瘍	びらんよりも深く皮膚が傷ついたもの。
痂 疲	膿や皮膚が乾燥して固まったもの（かさぶた）。

（出典　厚生労働省：保育所における感染症対策ガイドライン（2018年改訂版）（2021（令和3）年8月一部改訂），p.78，2021）

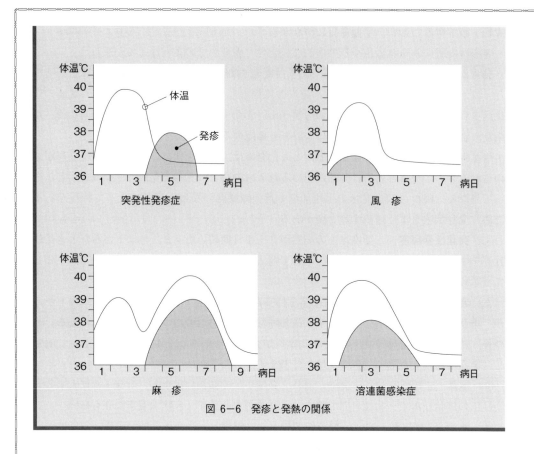

図 6－6　発疹と発熱の関係

⑥　**手足口病**　　口腔粘膜と手足の末端に水疱性の発疹が現れる。水疱は痂皮をつくらず，治癒する。発熱は軽度で，口内炎がひどくて食事がとれないことがある。

⑦　**伝染性膿痂疹（とびひ）**　　水疱やびらん，痂皮が全身にみられる。患部をひっかいたり，かきむしったりすることで，他の部分に新たに病変を生じる。

⑧　**伝染性紅斑（りんご病）**　　軽いかぜ症状を示したあと，両側頬部に孤立性淡紅色斑丘疹が現われる。3～4日のうちに鼻を中心として両側頬部に蝶の形をした紅斑が出る。やがて四肢にも，網目状の紅斑を生じる。

2）手　　当

皮膚の保護と清潔に留意し，保育室の環境や衣類，寝具などを整える。かゆみを伴うときは，子どもの爪を短くし，かかないように注意する。乳児の場合は，患部が隠れる衣服や手袋（薄手のミトンなど）を用いて皮膚を保護することも効果的である。

患部を温めると血行がよくなり，かゆみが増すため，冷たいタオルなどで冷やす。

口腔内に発疹ができているときは，水分の多いもの（おかゆなど）や，のどを通りやすいもの（プリン，ヨーグルト，ゼリーなど）を与える。

発熱など他の症状があるときや，感染症の疑いがあるときには，他の子どもとの接触を避け，隔離する。発疹がどのようなものであっても，医師の診察を受ける。

（8）薬のとり扱い

　保育施設において薬を扱う場合には，園内に健康安全委員会などを設け，看護師（不在の場合は保健安全の責任者），保育者，栄養士，園医，薬剤師，歯科医師，保護者などを交えて検討し，慎重に扱う必要がある。

　保育施設において子どもに薬（座薬などを含む）を与える場合は，医師の指示に基づいた薬に限定する。与薬する薬は，少なくとも一度は保護者が与えたことのある薬とし，薬を預かる際には，保護者に，医師名，薬の種類，服用方法などを具体的に記載した与薬依頼票を提出してもらうことが必須となる（図6－7）。

　薬は1回ずつに分けて，当日分のみ，必ず保護者から直接手渡されたものを預かる。預かった薬は，他の子どもが誤って服用することのないよう安全管理を徹底し，子どもの手の届かないところ，または施錠のできる場所に保管する。

　与薬の際には，複数の保育者などで，与薬依頼票と薬と対象児を確認し，重複与薬や人違い，与薬量の誤り，与薬忘れなどがないようにする。与薬後は，与薬依頼票に与薬した時間と与薬者のサインを記入するとともに，子どもの観察を十分に行う。

　与薬は，保護者がかかりつけ医と相談し，できるだけ家庭で行うことが望ましい。1日3回（朝・帰宅時・寝る前），あるいは1日2回（朝・夕）の処方にしてもらうなど，保育時間中に与薬をしなくてもすむよう，保護者との連携に努める。

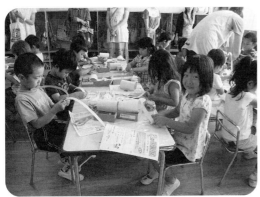

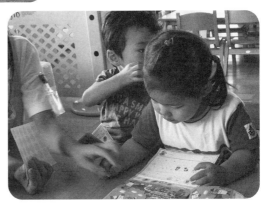

＊1　体調不良時の対応

連　絡　票
(保護者記載用)

依頼先	保育園名　　　　　　　　　　　　　　　　　　　　宛
依頼者	保護者氏名　　　　　　　㊞　連絡先　電話 　子ども氏名　　　　　　　　　（男・女）　　歳　　カ月 　　　　　　　　　　　　　　　日
主治医	電話 （　　　　　　　　病院・医院）　FAX
病　名 （又は症状）	

(該当するものに○，または明記)

(1)　**持参したくすりは**　令和　　年　　月　　日に処方された　　日分のうちの本日分

(2)　**保管は**　室温・冷蔵庫・その他（　　　　　　　　　　　　　　　　　　　　）

(3)　**くすりの剤型**　粉・液（シロップ）・外用薬・その他（　　　　　　　　　　）

(4)　**くすりの内容**　抗生物質・解熱剤・咳止め・下痢止め・かぜ薬・外用薬（　　　）
　　　（調剤内容）

(5)　**使用する日時**　令和　　年　　月　　日〜　　月　　日　午前・午後　　時　　分
　　　　　　　　　又は　食事（おやつ）の　　分前・　　分あと
　　　　　　　　　その他具体的に（　　　　　　　　　　　　　　　　　　）

(6)　**外用薬などの使用法**

(7)　**その他の注意事項**

　　　　　　　　　　　　　　　　　　薬剤情報提供書　　　　　　（あり・　なし）

保育園記載						
受領者サイン						
保管時サイン			月　　日　　時　　分			
投与者サイン		投与時刻　　月　　日　午前・午後　　時　　分				
実施状況など						

図 6−7　与薬依頼票の例
(出典　日本保育保健協議会：保育園とくすり「連絡票」(https://nhhk.net/health_medicine/)

＊第6章　子どもの体調不良等に対する適切な対応

応 急 手 当

　乳幼児は保育者や保護者，周りの大人が発達を考慮して関わり，適切な対応を図ることで事故予防ができる。しかし，事故を絶対的に防ぐことは難しく，事故が発生してしまうこともある。万が一，事故が起きた場合には速やかで適切な応急手当をすることが大切である。以下に，子どもが負いやすいけがとその応急手当を説明する。

（1）すり傷・切り傷・刺し傷・かみ傷
〔止血の方法〕

　出血が多い場合には，命の危険があるため，できるだけ早く止血したい。清潔なタオルやガーゼなどの上から傷口を圧迫して，止血する（直接圧迫止血法）。圧迫することで，傷口がふさがり，止血しやすい。

　止血の際は，感染予防の観点から，直接血液にふれないように使い捨ての手袋やビニール袋を装着して行う（スタンダードプリコーション，p.34，表3－6参照）。

　すぐに清潔なタオルやガーゼなどが準備できないときに，止血点（傷口より心臓に近い部分の動脈，図6－8）を手・指で圧迫する方法（間接圧迫止血法）や，直接圧迫止血法で止血できない場合に，傷口より心臓に近い部分を布や紐でしばり止血する方法（止血帯止血法）もあるが，神経などを痛める危険性があるため，訓練を受けた人以外には推奨していない。

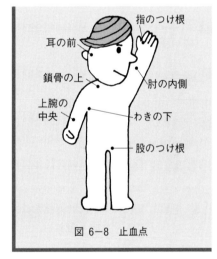

図6－8　止血点

1）すり傷
〔保育現場で起こりやすい状況〕

・園庭，教室内，廊下で転ぶ。

・道路や床，壁などで手足や顔をこする。

〔すり傷の特徴〕

　皮膚の摩擦でできた傷のため，皮膚表面や真皮の途中までこすりとられた状態である。けがの状況によっては傷の範囲が異なり，砂，泥，小石などが付着し，感染しやすい。

〔傷の程度と手当の手順〕

① 傷口を流水で洗い流す。

　〈根拠〉泥や砂や小石，細菌などによる傷口の汚染からの感染を防ぐ。

② 洗浄後，ガーゼで傷口に残った泥や砂，小石をとり除く。

〈根拠〉泥や砂や小石が傷口に残ってとり除けない場合は病院で処置を受け除去する。

③ 出血している場合，直接圧迫止血法で止血する。

〈根拠〉感染を防ぐ。

④ 傷パッドなどで傷を覆う。

〈根拠〉傷口を乾燥させず皮膚の再生能力で自然に治癒する。

〔予防策〕

常に遊具や保育室，園庭などの安全点検を定期的に実施する。おもちゃの片付けを習慣づけ子どもの目線で確認する。

〔保護者への説明や対応〕

保護者にすぐに連絡し，けがをした状況と，けがの状態を説明する。保護者といっしょに病院を受診する。

2）切 り 傷（図6-9）

〔保育現場で起こりやすい状況〕

・工作の際にはさみ，カッターナイフ，紙類など鋭利な物で皮膚を切る。

〔切り傷の特徴〕

傷口は平らで大きく裂けているために出血が多く，痛みが強い。傷が深い場合は，筋肉や神経を損傷していることもある。

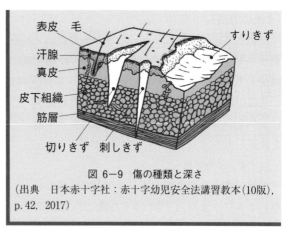

図 6-9 傷の種類と深さ
（出典 日本赤十字社：赤十字幼児安全法講習教本（10版），p.42, 2017）

〔傷の程度と手当の手順〕

① 傷口を流水で洗い流す。

〈根拠〉細菌などによる汚染からの感染を防ぐ。

② 出血している場合は，適切な止血法を用いて止血する。

③ 傷パッドなどで傷を覆う。

※止血困難な場合は病院を受診し処置を受ける。

〔予防策〕

常に遊具や保育室，園庭などでの子どもの様子を十分に観察し，はさみやカッターナイフなど正しい使い方を説明し，注意喚起をしっかりと行う。

3）刺 し 傷（図6-9）

〔保育現場で起こりやすい状況〕

・とげや釘，木片，ガラスの破片，玩具など鋭利なもので皮膚を刺す。

〔刺し傷の特徴〕

傷口が狭く小さく，出血は少ないが，刺さった深さによっては内部組織を損傷している場合がある。特に，刃物やガラスの破片などが深く刺さった場合には，血管や神経が傷つき，感染する可能性がある。

〔傷の程度と手当の手順〕

① とげやおもちゃの一部など皮膚に刺さっている物があれば，ピンセットや毛抜きでとり除く。

　〈根拠〉傷口からの感染を防ぐため，すぐに異物はとり除く。

② 傷口を流水で洗い流す。

※刺さっている異物除去が困難な場合，傷口が腫れてきた場合は病院を受診し処置を受ける。

③ 出血している場合，直接圧迫止血法で止血する。

※破傷風の予防接種を受けていない場合は病院を受診する。

４）か　み　傷（図6-10）

〔保育現場で起こりやすい状況〕

・子ども同士のトラブルで，かみつく。

・動物（飼育動物）にかまれる。

〔かみ傷の特徴〕

　歯の大きさによっては傷口が狭くみえるが，深く組織が損傷し，感染する可能性がある。

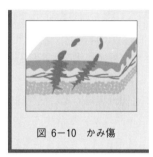

図6-10　かみ傷

〔傷の程度と手当の手順〕

① 傷口を流水で洗い流す。

　〈根拠〉細菌などによる汚染からの感染を防ぐ。

② 出血している場合，直接圧迫止血法で止血する。

③ かまれた箇所や周囲が腫れていたら冷やす。

※かまれた箇所や周囲が腫れ，悪化してきた場合は病院を受診し処置を受ける。

５）応急処置で常に留意すること

① 応急処置をする人は必ず自分の手指をしっかり洗い，清潔にする。

② 応急処置をする場合には必ず，使い捨てのビニール手袋をつけて行う。万が一使い捨てのビニール手袋がない場合には清潔なビニール袋を使用する。

　〈根拠〉手当をする人への感染を予防する。スタンダードプリコーション（p.34，表3-6参照）を徹底する。

③ 傷口は消毒しない。

　〈根拠〉消毒液は傷を治す細胞まで殺菌してしまうため傷の回復を妨げることがある。

④ 傷口は乾燥させない。

　〈根拠〉傷口からジュクジュクとした透明の滲出液が出るが，治癒に役立つ。

⑤ 「腫脹・疼痛・発赤・局所熱感」という炎症の徴候がある場合には感染していることがあるので，病院を受診し処置を受ける。

（2）打　　撲

1）手や足の軽い打撲

〔保育現場で起こりやすい状況〕

・身体バランスを崩して転倒，転落する。

・衝動的な行動から人や壁などに衝突する。

・テーブルや椅子の角にぶつける。

〔打撲の程度と手当の手順〕

① 皮膚が青くなっている場合は皮下出血しているため，打撲した部位を安静に保つ。骨折していないか痛みや腫れがないかよく確認する。

　〈根拠〉軽い内出血は数日で吸収され回復する。腫れの悪化を防ぐ。患部組織を安静に保ち回復を促す。

② 患部を冷たい水や氷，冷湿布で冷やす。

　〈根拠〉患部の炎症を鎮める。

2）頭 部 打 撲（図 6 – 11）

〔保育現場で起こりやすい状況〕

・階段から転落する。

・ベッドや高いところから転落する。

・ブランコやすべり台から転落する。

・ベランダや窓から転落する。

〔頭部打撲の程度と手当の手順〕

① 意識がはっきりしていて，頭部に皮下血腫（たんこぶ）ができた場合には，冷たい濡れタオルで冷やす。

　〈根拠〉頭蓋内出血の可能性は低い。

② 出血している場合は，清潔なガーゼかタオルで直接圧迫止血法で止血する。

　〈根拠〉感染予防に留意して出血を最小限にする。

③ 意識がない場合は，なるべく頭を動かさないようにして安静に寝かせ，気道を確保する（回復体位，図 6 – 12）。

　〈根拠〉頭蓋内出血の可能性がある。

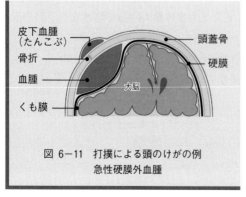

図 6–11　打撲による頭のけがの例
急性硬膜外血腫

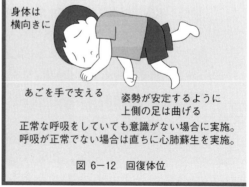

身体は横向きに

あごを手で支える　　姿勢が安定するように上側の足は曲げる

正常な呼吸をしていても意識がない場合に実施。呼吸が正常でない場合は直ちに心肺蘇生を実施。

図 6–12　回復体位

④ 呼吸が不規則になり，呼吸停止が確認されたら，人工呼吸，胸骨圧迫を始める。

　〈根拠〉救命手当の必要性を判断する。

⑤ 嘔吐している場合には，窒息しないように顔を横に向ける。

　〈根拠〉嘔吐物による窒息を防ぐ。

⑥ けいれんしている場合，顔を横に向けて仰向けに寝かせる。

　〈根拠〉気道の確保をする。

〔打撲で留意すること〕

① 第一は，意識があるかどうか。泣くのは意識がある証拠と考え，泣かない，ぐったりしている場合にはすぐに救急車を呼ぶ。

② 痛みが続く場合は骨折の可能性があるため，患部を固定し，冷やしながら病院を受診する。

〔救急車を呼ぶタイミング〕

① 意識がない・もうろうとしている，反応が鈍いなどの意識障害がある場合

② けいれんを起こした場合

③ 繰り返し嘔吐している場合

④ 頭部からの出血が止まらない場合

（3）骨折・脱臼・捻挫

〔保育現場で起こりやすい状況〕

・階段から転落する。

・ベッドや高いところから転落する。

・ブランコやすべり台から転落する（図6－13）。

・ベランダや窓から転落する。

・身体バランスを崩して転倒，転落する。

・転倒転落したとき，骨に対する衝撃力の強さによって骨折に至る。

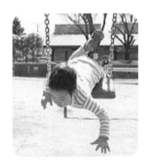

図6-13　ブランコからの転落

〔RICE処置〕

応急手当の基本はRICE処置である。痛みを和らげ，腫れや炎症を抑えることを目的に行う。骨折や捻挫などの四肢のけがに対して行う。RICE処置によって，回復の早さが違ってくる（図6－14）。

・固定方法：副木（雑誌，新聞，板，段ボールなど）を使用する（図6－15）。

1）骨　　　折

〔骨折の程度と手当の手順〕

強い痛み，患部周辺の腫れ，変形，内出血などの症状がある場合，骨折している可能性が高い。

・骨が完全に折れている…完全骨折

・ひびが入っている程度…不完全骨折

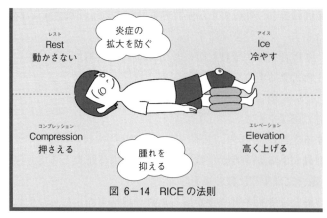

図 6-14　RICE の法則

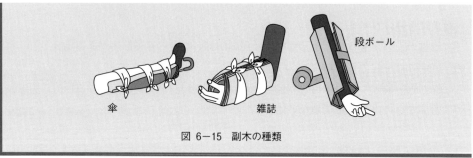

図 6-15　副木の種類

① 骨折部位を安静にし，観察ができるように靴下などは脱がせる。

〈根拠〉患部を保護するため。主治医の許可のもと，運動療法が促されることがあるが，自分の判断で勝手に動かすことはしない。

② 骨折部位は固定する。

〈根拠〉骨折部位が屈曲している場合，無理な固定をすると神経や血管などを傷つけることがあるので注意する。

③ 患部に傷がある場合は清潔なガーゼやタオル類を当てて保護する。

〈根拠〉感染防止のため。

④ 腫れていたり，熱感がある場合は冷やす。

〈根拠〉炎症の悪化を防ぐため。

⑤ 子どもにとってもっとも楽な姿勢をとり，できれば挙上させる。

〈根拠〉腫れの悪化を防ぐため。

⑥ 全身を毛布などで包み保温する。

〈根拠〉患部の冷却により身体が冷え，寒気が現れたら保温する。

〔予防策〕

廊下や階段が滑らないようにしたり，必要な場所には柵をとりつけるなど安全な環境整備を徹底するとともに，子どもへ注意喚起する。

〔保護者への説明や対応〕

保護者にすぐに連絡し，けがをした状況と，けがの状態を説明する。保護者といっしょに病院を受診する。

2）脱　　臼

〔保育現場で起こりやすい状況〕

・子どもは力の加減がわからず，力いっぱい押したり，引っ張ることで起こる。

〔脱臼の程度と手当の手順〕

脱臼は関節が外れたもので，関節周囲の靭帯，筋，腱，血管の損傷を伴うことが多い。特に肩，肘，指に起こりやすく，関節が変形し腫れて痛みを伴う。

① 脱臼している部位を三角巾，包帯，幅が広く長い紐などで副木を使って固定する。

② 患部を安静にして病院を受診する。

③ 腫れていたり，熱感がある場合は冷やす。

〈根拠〉炎症の悪化を防ぐため。

〔肘内障〕

幼児に多くみられる肘関節の亜脱臼で，真の脱臼ではない。強く手を引っ張ったときに起こる。肘内障を経験したことがあると繰り返し発症することがある。肘内障の場合，肘の痛みがあり腕をだらっと下げて動かさなくなる。すぐに病院を受診する。手当を誤ることにより悪化する可能性があるため，できるだけ早く医療機関で適切な処置を受ける。

3）捻　　挫

〔捻挫の程度と手当の手順〕

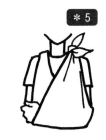

捻挫は関節の正常な運動範囲を超えた力が加わることにより，関節が外れかかり戻った状態である。指，手首，足首，膝に起こりやすく，腫れ，皮膚の変色，触ったときに痛みがある。

① 患部を冷たい水や氷，冷湿布で冷やす。

② 手の場合，三角巾を使って固定したり*5，足の場合足の下に座ぶとんを敷いて心臓より少し高い位置で安静にする。

〈根拠〉腫れの悪化を防ぎ，安楽である。

（4）熱　　傷

〔保育現場で起こりやすい状況〕*6

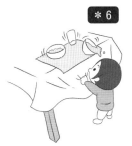

・熱湯をかぶる。

・ストーブ，ポットにふれる。

・熱いミルクを飲む。

〔熱傷の種類〕

・通常熱傷…熱湯，蒸気，炎，熱い物に接触

・低温やけど…湯たんぽ，カイロなど，低温でも長時間の接触

・化学熱傷…強酸性の化学薬品の付着

〔熱傷の程度と手当の手順〕

熱傷はⅠ〜Ⅲ度に分類でき，程度が強く範囲が広いほど危険で重症である（図6−16，表6−3，図6−17）。

＊2　応急手当

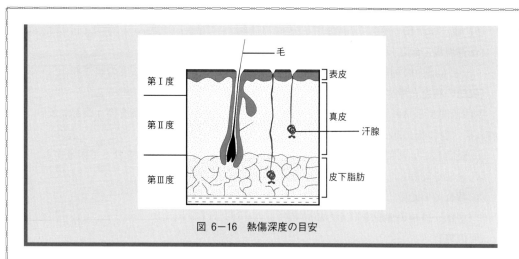

図 6－16　熱傷深度の目安

表 6－3　熱傷深度・外見・症状

熱傷深度	皮膚所見	色　調	知覚
Ⅰ度 （EB）	乾燥	紅斑	痛み（＋）ひりひり 知覚過敏
浅達性Ⅱ度 （SDB）	湿潤，水疱（＋）	薄赤	強い痛み 焼けるような感じ
深達性Ⅱ度 （DDB）	湿潤，水疱（＋）	やや白色	痛み軽度 知覚なし
Ⅲ度（DB）	乾燥 硬化 炭化	蠟色 黄色～赤茶色 黒色	知覚なし

（出典　日本創傷外科学会 HP：https://www.jsswc.or.jp/general/yakedo.html）

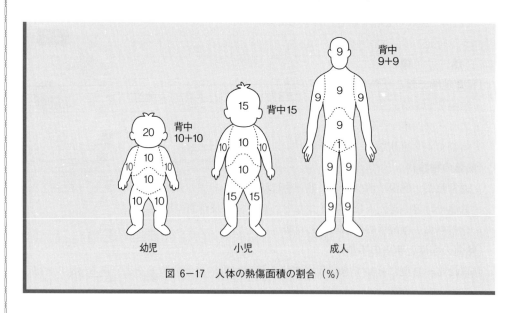

図 6－17　人体の熱傷面積の割合（％）

＊第６章　子どもの体調不良等に対する適切な対応

① Ⅰ度，Ⅱ度の熱傷で範囲が狭い場合，冷水，水道水で痛みがとれるまで冷やす。このとき，水道水を流しっぱなしにするとよい（図6-18）。

② Ⅱ度，Ⅲ度は見分けにくいが，冷水，水道水で冷やし，その後濡れたタオルや氷水を入れたビニール袋などで冷やす。

③ 衣類を着た状態の場合，脱がせずそのままにしてすぐに冷水をかける（図6-19）。
〈根拠〉熱傷度合いによっては，衣類を脱ぐ際に皮膚組織を損傷する可能性があるため脱がせない。

④ 水ぶくれができている場合は，つぶさず清潔なガーゼやタオル類で覆い，その上から冷やしながら病院を受診する。

⑤ 長時間冷やしている場合，衣類や毛布などを着用して全身を保温する。
〈根拠〉熱傷範囲が広い場合，冷やし続けることにより体温を下げ低体温になる可能性があるため保温する。

※広範囲の熱傷の場合は，生命の危機に及ぶことがあるため，119番通報し，指示を受けながら対応し，病院を受診する。

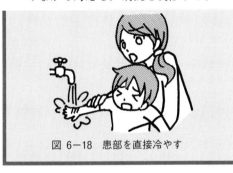

図6-18　患部を直接冷やす

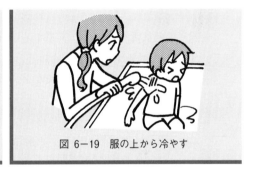

図6-19　服の上から冷やす

〔予防策〕
・熱傷しやすい熱い物は保育環境に置かないように細心の注意を払う。
・湯たんぽやカイロを使用する際には，直接皮膚に当たらないような工夫をする。長時間継続使用をしない。

〔保護者への説明〕
　熱傷を負った状況と，症状を説明する。熱傷の程度に関わらず保護者にすぐに連絡し保護者とともに病院を受診する。

（5）鼻　出　血
〔保育現場で起こりやすい状況〕
・子どもの鼻出血は日常しばしば起こる症状である。成人に比べて重篤な病気があることは少なく，ほとんどがキーゼルバッハ部位からの出血である（図6-20）。
・子どもの鼻粘膜は大人より薄く，キーゼルバッハ部位は血管が豊富なため，わずかな刺激で鼻出血を起こしやすい。
・頭部や顔面を強く打撲した後に出血する。
・鼻の穴に指を入れたり，不快感やかゆみがあっていじる。

＊2　応急手当

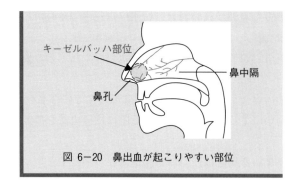

図 6-20　鼻出血が起こりやすい部位

〔鼻出血の程度と手当の手順〕

① 子どもを座らせ下を向かせる*7。

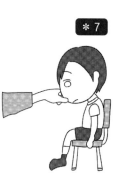

② 処置をする人の親指と人差し指で小鼻を左右からやや上方（キーゼルバッハ部位）を圧迫止血する。呼吸がしづらい場合には出血している側のみ圧迫するだけでも効果がある（乳幼児の場合には抱きかかえながら行う）。

〈根拠〉出血部位をしっかり圧迫することで止血しやすい。止血中は口で呼吸するように促す。

〈根拠〉かぜやアレルギー性鼻炎などで鼻づまりがある場合には呼吸しづらくなる。

③ 鼻の中にティッシュペーパーや綿球などを詰めない。

〈根拠〉とり除く際に再出血し，止血に時間がかかる。

④ 顔は上を向かないように注意する。

〈根拠〉血液を飲み込むと，吐き気を催すこともあるため，血液を飲み込ませない。出血量を把握しやすい。

⑤ 鼻を圧迫止血しながら額から鼻を冷たいタオルなどで冷やす。

〈根拠〉部分的に血管が収縮し，止血しやすくなる。

⑥ 止血後すぐに鼻かみや洗顔をしない。

〈根拠〉再出血の可能性がある。

※打撲による出血や10分以上押さえても止まらない場合には病院を受診する。

〔やってはいけないこと〕

・寝かせない。

〈根拠〉血液を飲み込むと，吐き気を催すこともあるため，血液を飲み込ませない。出血量を把握しやすい。

・万が一，全身の状態によって寝かせて処置する場合には，顔を横に向ける。

・頭を後ろにそらせない。

〈根拠〉血液を飲み込み，嘔吐や窒息の原因になりうる。

・後頭部や首の後ろを叩かない。

〈根拠〉出血を助長させ，止血困難になる。

〔保護者への説明と対応〕

考えられる鼻出血の原因，出血の状況を説明する。出血が止まらない場合にはすぐに保護者に連絡し，病院を受診する。

（6）熱　中　症

熱中症とは，「体温を平熱に保つために汗をかき，体内の水分や塩分（ナトリウムなど）の減少や血液の流れが滞るなどして，体温が上昇して重要な臓器が高温にさらされたりすることにより発症する障害の総称」である（熱中症環境保健マニュアル2022）。

〔保育現場で起こりやすい状況〕

・屋内外を問わず高温多湿の場所で遊んでいるときに，子どもが急に元気がなくなったり，ぐったりした場合には熱中症を疑う。

〔子どもが熱中症にかかりやすい理由〕

・汗腺の発達や自律神経が未熟であり，体温調節機能が未熟である。

・身長が低いため，地面からの輻射熱の影響を受けやすい[*8]。

・自分で予防する能力が乏しい。

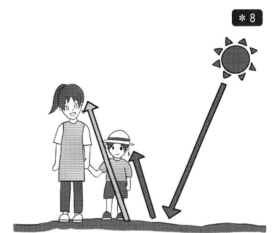

＊8

表 6-4　熱中症の症状と重症度分類

分　類	症　状	症状から見た診断	重症度
Ⅰ度	めまい・失神 　「立ちくらみ」という状態で，脳への血流が瞬間的に不充分になったことを示し，"熱失神"と呼ぶこともあります。	熱失神	
	筋肉痛・筋肉の硬直 　筋肉の「こむら返り」のことで，その部分の痛みを伴います。 　発汗に伴う塩分（ナトリウム等）の欠乏により生じます。 手足のしびれ・気分の不快	熱けいれん	
Ⅱ度	頭痛・吐き気・嘔吐・倦怠感・虚脱感 　体がぐったりする，力が入らない等があり，「いつもと様子が違う」程度のごく軽い意識障害を認めることがあります。	熱疲労	
Ⅲ度	Ⅱ度の症状に加え， 意識障害・けいれん・手足の運動障害 　呼びかけや刺激への反応がおかしい，体にガクガクとひきつけがある（全身のけいれん），真直ぐ走れない・歩けない等。 高体温 　体に触ると熱いという感触です。 肝機能異常，腎機能障害，血液凝固障害 　これらは，医療機関での採血により判明します。	熱射病	

（日本救急医学会分類2015）

＊2　応急手当

〔熱中症の程度と手当の手順〕

① 熱中症の症状があるか確認する（めまい，失神，筋肉痛，筋肉の硬直，大量の発汗，頭痛，不快感，吐き気，嘔吐，倦怠感，けいれん，意識障害，高熱，手足の運動障害）（表6－4）。

② 反応，呼吸に異常がある場合，直ちに救命手当を行う。

〈根拠〉重症度を判定するときに重要な点は，意識がしっかりしているかどうかである。反応が悪い，意識障害が疑われる場合には，Ⅱ度以上と判断し病院への搬送が必要である。意識がない場合は，すべてⅢ度（重症）に分類し，絶対に見逃さないことが重要である。必ず誰かが付き添って状態を見守り，救急車を要請する。

③ 反応，呼吸が正常な場合，対象者の衣類をゆるめ，風通しのよい日陰や冷房の効いた場所へ移動する。

④ アイシング，冷水タオルなどをわきの下，大腿部のつけ根に当てクーリングする。

⑤ うちわや扇風機を使って身体を冷やす。

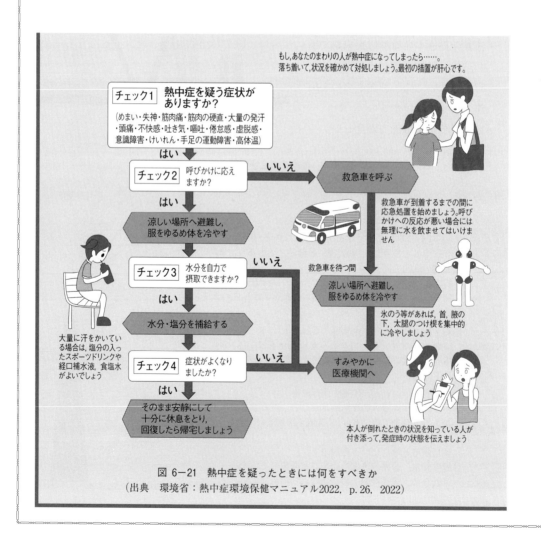

図6－21　熱中症を疑ったときには何をすべきか
（出典　環境省：熱中症環境保健マニュアル2022，p.26，2022）

⑥ 自分で飲めるようなら水分補給をさせる。大量の発汗があった場合，汗で失った水分や塩分を補えるように経口補水液やスポーツドリンク，薄い食塩水（水1Lに対して1～2gの食塩）を与える。

⑦ 意識障害や吐き気，嘔吐がある場合には，<u>経口で水分を与えず</u>，病院を受診する。

〔熱中症を予防するポイント〕

・顔色や汗のかき方を十分に観察する。子どもの顔が赤く，多量に発汗している場合には，深部体温が上昇していると推察できるので，涼しい環境で十分に休息をとる。

・日頃からのどの渇きに応じて適切な飲水行動を学習させる。

・日頃から，暑さに慣れさせる。

・服装を選ぶ。保護者や保育者は熱放散を促進する適切な服装を選択し，環境条件に応じて衣服の着脱を指導する。

（参考：日本救急医学会・熱中症に関する委員会）

（7）誤飲・誤嚥

〔保育現場で起こりやすい状況〕

・タバコ，医薬品，洗剤，電池，おもちゃ，あめ，ピーナッツなど子どもが口に入れる物はすべて誤飲の原因になりうる。表6-5に飲み込みやすい物をまとめた。

・指先で物をつかめるようになり，はいはいや伝い歩きができ，手を伸ばして手にふれた物を口に運べるようになる時期がもっとも危険である。

〔誤飲・誤嚥の種類〕

・消化管異物…タバコや電池など飲食物でない物を飲み込んだ場合

・気道異物…飲み込んだ物が気道に入った場合　→　第3節（2）気道異物除去　を参照。

〔誤飲・誤嚥の手当と手順〕

① いつもどおり変わらず元気な子どもが変な咳をしたり，突然，苦しみもがいていたり，反応がない，呼吸困難，嘔吐物や呼気に特異な臭気がある，唇や口の周りがただれているなどの状況が確認された場合，誤飲・誤嚥を疑う。

〈根拠〉日頃の様子と比較して，よく観察し状況把握をする。

表6-5　飲み込みやすい物と症状

物　質	起こりうる症状
タバコ	吐き気・嘔吐，顔色蒼白，呼吸・脈拍促迫など 大量に吸収→意識障害，けいれん，呼吸停止
医薬品	吐き気・嘔吐など，医薬品の種類により症状は異なる
石けん・洗剤	吐き気・嘔吐，顔色蒼白，咽頭痛，口内のただれなど
マニキュア	吐き気・嘔吐，顔色蒼白，呼吸・脈拍促迫など 大量に吸収→意識障害，けいれん，呼吸停止 気管に入ると非常に危険

② 「意識障害がある」「けいれんを起こしている」「揮発性の物質を誤飲」「強酸, 強アルカリ物質を誤飲」「吐血」「とがっている物を誤飲」のような場合には吐かせず, 至急救急車を要請し, 病院を受診する（図 6 −22）。

③ 飲んだ物質によって対応が異なるため自己判断で吐かせたり, 水や牛乳を飲ませたりせず, 医療機関や日本中毒情報センターなどの専門機関に連絡し（表 6 − 6）, 指示を仰ぐように説明する。

④ 専門機関に連絡する際は, 異物を飲んだ時刻, 品名, 飲んだ量についての情報を伝える。

⑤ 医療機関にかかる場合には, 子どもが飲み込んだ物の残りや, 吐いた物, その容器, 添付説明書を持参する。

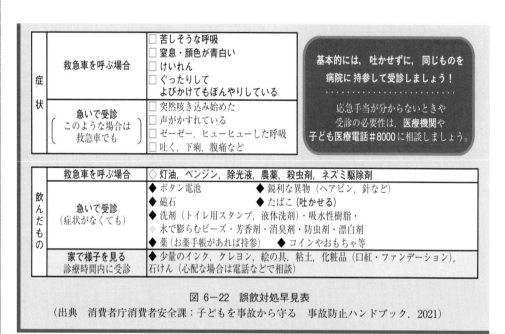

図 6−22　誤飲対処早見表
（出典　消費者庁消費者安全課：子どもを事故から守る　事故防止ハンドブック, 2021）

表 6− 6　専門機関の連絡先

専門機関	電話番号, ホームページ URL 等			
小児救急 電話相談	電話番号	＃8000	相談は無料。通話料は利用者負担。全国同一の短縮番号をプッシュすると, 住まいの都道府県の相談窓口に自動転送され, アドバイスを受けることができる。	
	ホームページ		https : //www.j-poison-ic.jp/	
日本中毒 情報センター 中毒110番	一般専用 電話番号	大　阪　072-727-2499	情報提供料 無　料	365日24時間
		つくば　029-852-9999		365日 9 〜21時
	医療機関専用 有料電話番号	大　阪　072-726-9923	情報提供料 2,000円／ 1 件	365日24時間
		つくば　029-851-9999		365日 9 〜21時

3 救命手当（救急蘇生法）

　保育施設では，子どもの主体的な活動を尊重し支援する必要があり，成長過程でけがが一切発生しないということは現実的には考えられない。しかしどのような場合であっても死亡事故は，絶対にあってはならないことである。保育施設には，子どもが長期入院したり死亡したりしてしまうような重大事故が起きないようにする注意義務があることから，安全管理マニュアルを整備し，保育職員は救命手当の基本を習得しなければならない。

　重大事故になりやすい状況として，窒息（睡眠時，誤飲・誤嚥）が最も多い。詳細な保育の場における事故防止および安全対策については，第5章で解説している。本節では，保育の救命手当の基本について学ぶ。

（1）救命手当（救急蘇生法）とは

　傷病者を救助し，医師または救急隊員に引き継ぐまでの一次的な手当には，応急手当（救急蘇生法以外，第2節参照）と救命手当（救急蘇生法＝心肺蘇生法＋止血法）がある。

　救命手当は，救命処置の一次救命処置のことである。

- ・**救命処置**：心肺停止にある人の循環と呼吸をサポートするための処置で，一次救命処置と二次救命処置がある。
  - ① **一次救命処置**：一般市民が行えるもの。心肺停止状態の人を救命するために行われる。気道異物除去と，専門的な器具や薬品などを使う必要がない心肺蘇生法（CPR：胸骨圧迫と人工呼吸），AED（自動体外式除細動器），エピペン®などが含まれる。
  - ② **二次救命処置**：医師や救急救命士が薬剤や医療器材を用いて行う専門的治療のこと。

　倒れたり意識がなかったりする子どもを発見してから救急車に引き渡すまでの，保育施設における救命手当の基本の流れは図6−23のとおりである。

　いつもと明らかに違う子どもの異常な状態，反応がにぶい，呼吸が浅い，呼吸がない，心臓が動いていないなどを発見した場合に初期対応をとる。まずは，あわてず，助けを呼び，子どもから離れず観察する。発見した場所に，他の子どもがいる場合には，他の職員に別の場所へ移動してもらう（他の子どもの心の傷となるのを防ぐため）。119番通報，保護者への連絡などはしっかりと役割分担されていなければならない。速やかに実施するためには，事前の訓練が必須である。

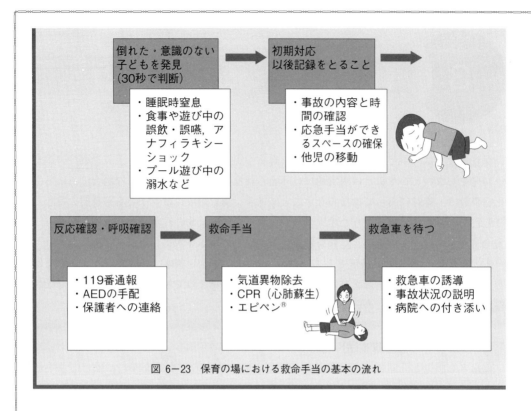

図6-23 保育の場における救命手当の基本の流れ

　子どもの死亡事故の大半は窒息で，その原因としては誤飲・誤嚥や溺水，うつぶせ寝，アナフィラキシーである。これは保育施設でも同様である。誤飲・誤嚥はおもに食事中や遊びの時間に多く発生しており，気道異物除去を行う。動きや反応がなくなった状態の手当として救命手当を行う。

　アレルギーが重症化しやすい子どもに対して，気道が腫れて窒息するのを防ぐために，医師から処方されたエピペン®を預かっている場合がある。アナフィラキシーと判断される場合には，エピペン®を速やかに打つことが必要である。

（2）気道異物除去

　口から何らかの異物が入ることで気道が塞がることを気道異物という。気道に異物が詰まったときは図6-24のような状況が想定される。〈事例ア〉にひとつでも該当すれば，直ちに窒息回避①，②の行動をとる。背部叩打法や胸部突き上げ法（乳児）・腹部突き上げ法（幼児）でも異物を除去できない場合は，30秒以内に判断し，③の心肺蘇生を開始し，同時に119番通報を行う。〈事例イ〉では，119番通報とともに，③の心肺蘇生に移行する。また窒息が回避されても安静な状態で回復体位にし，早めに医療機関を受診する。

　気道に詰まった異物がとれないときは，まず最初は，図6-25のように背中を強く叩く背部叩打法を行い，とれなければ胸の下の横隔膜を突き上げる腹部突き上げ法を行い，2つの対処法を繰り返す。乳児は腹部を押すと内臓を損傷することがあるので腹部突き上げ法を行わず胸部突き上げ法を行うなど，乳児と幼児では対処法が異なるので注意する。

口の中に異物がある場合，無理をして指でかき出そうとすると，のどに押し込んでしまう可能性があるので注意する‼

チョークサイン
（窒息を知らせるサイン）

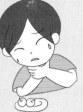

＜事例ア＞
・食べ物を飲み込んでえずく
　（吐きそうな状態）
・ヒューヒュー音がする
・肩で大きく息をしている
・とぎれとぎれの苦しそうな咳

→ ①背部叩打法
　　②胸部突き上げ法
　　　腹部突き上げ法

＜事例イ＞
・固まったまま動かない・倒れた
・首に手を当てている
・声が出ない
・顔や唇，手が紫色（チアノーゼ）
・呼吸ができず胸やおなかが交互にへこむ
・呼吸が止まった

→ ひとつでもあれば
　119番（救急車）・保護者への連絡

③CPRとAED
※　のどがつまっていて呼吸が
　　止まっていたらすぐにCPR開始

図 6−24　気道異物除去の状況と判断

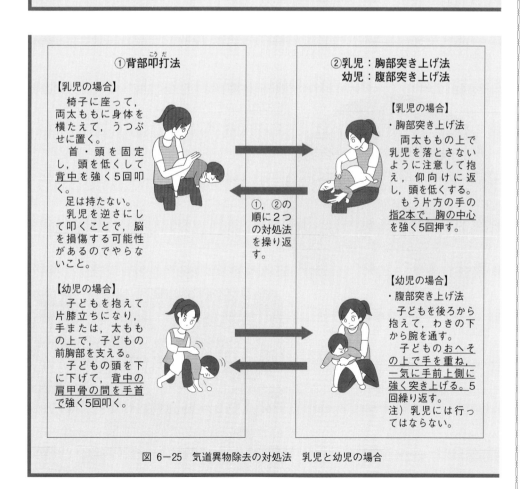

図 6−25　気道異物除去の対処法　乳児と幼児の場合

＊3　救命手当（救急蘇生法）

　近年，乳幼児の口の機能が低下しているといわれており，単に飲み込むという状況においても安全が保たれない状況にある。保護者と情報を共有し，個々の子どもの口に合った食物の大きさや，口に入れやすいおもちゃなどを把握しておく（p. 68，図5-8　チャイルド・マウス参照）。

　乳児の食後の軽い嘔吐による誤嚥は，胃に食物が残っていれば発生するので，気をつけて観察する。嗚咽（声を詰まらせて泣く）しているところを見たときは必ず介助に入ることが必要である。

　「食べながら歩かないこと」は誤嚥を起こさないためにも大切である。

（3）心肺蘇生法（CPR）(図6-26)

　救命手当は，医療従事者に限らず誰でも行うことができる。子どもの異常な状態を発見した人が，必要があれば素早く CPR を開始する。

　CPR では，酸素を脳へ円滑に運ぶために，正確で，絶え間のない胸骨圧迫ができなければならない。発見から CPR を行うまでに流れを把握し，スムーズに実行できるよう，一年に一度は研修をして，練習を繰り返すことで忘れないようにすることが大切である。

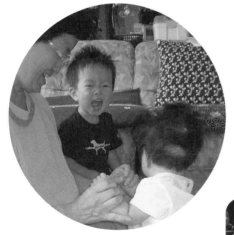

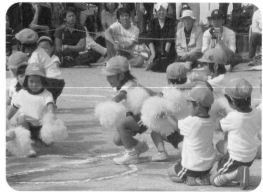

倒れている子ども，様子がおかしい子どもを発見したら

●周囲に危険な物がないか確認し，なければ子どもに近づく。

●感染予防のため，ビニール手袋をすること。

①反応（意識）の確認（発見後30秒以内に開始する）

・「○○ちゃんどうしたの？」「大丈夫？」「がんばろうね！」
　などと声をかける

・乳児は足の裏を叩いて大声で呼びかける

・幼児は肩を叩いて大声で呼びかける

反応がない

乳児は足の裏や
手を握る！！

幼児は肩を！！

②人を呼ぶ・119番に通報・ＡＥＤの手配・他児の移動

・子どもの心が傷つかないように配慮することも大切

・「先生とあっちで遊ぼうね」などと声をかけ，退避させる

③呼吸の確認

・10秒以内で胸とおなかの動きを見る

・しっかりと見ることが大切

普段どおりの呼吸をしていない

呼吸はあるが反応がない

回復体位にして
観察を続けながら
救急車を待つ

④胸骨圧迫・可能であれば人工呼吸

・服を脱がせて，胸骨圧迫を始める

・１分間に100〜120回のペースで圧迫する

・歌のリズムに合わせるとよい

・人工呼吸を行う技術がある場合は，胸骨圧迫
　と人工呼吸を30：２の比で行う

・感染予防のためのフェイスシールドを準備しておく

【胸骨圧迫のポイント】

・硬くて平らな場所に上向きで寝かせる

・頭を後ろにそらせて気道を確保する

・胸の厚さの約1/3の深さが沈むくらい
　押す

【人工呼吸のポイント】

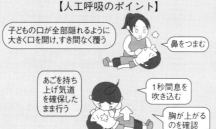

子どもの口が全部隠れるように
大きく口を開け,すき間なく覆う

鼻をつまむ

あごを持ち
上げ気道
を確保した
まま行う

1秒間息を
吹き込む

胸が上がる
のを確認

息を吹き込み
すぎないように

1回吹き込んだら
いったん口を離す

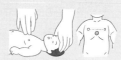
逆流防止弁の
ついた
フェイスシールド
がよい

乳児（1歳未満）
乳首間，真ん中より
やや足側に指を２本
そろえて押す

幼児
手のひら基部だけに力が
加わるように意識して押す

ＡＥＤの使用

図 6-26　保育施設における「心肺蘇生法」の手順

＊3　救命手当（救急蘇生法）

（4）AED（自動体外式除細動器）

心臓が何らかの異常を起こし，不整脈，けいれん状態となり，ポンプ機能を失った心臓に対して，電気ショックを与え，正常な心拍に戻すための器械が自動体外式除細動器（AED：Automated External Defibrillator）である。さまざまなタイプがあるが，電源を入れれば，音声ガイダンスに従って，誰でも救命活動を行うことができるようになっている（図6－27）。

ＡＥＤの指示，またはそばにいる医療従事者の指示に従って行う

●ＡＥＤは誰でも使うことができる。

●指示に従えば使用できるが，練習しておくことが大切。

①ＡＥＤの電源をＯＮ

・ＡＥＤが到着したら，すぐにふたを開ける

　ふたを開ければ自動で電源が入るタイプや，電源ボタンを押して，電源を入れるタイプがある

②電極パッドを胸に貼る

・乳児には「子ども用」，幼児には「子ども用」「小児用」のパッドを使用する

・「子ども用」「小児用」のパッドがないときには成人用も使用可能

電極パッドに書いてあるように貼る

小児用電極パッドは胸と背中に貼る

〔参　考〕

成人用電極パッドは鎖骨下とわきの下5～8cmのところに貼る

③ショックボタンを押す

・電極パッドを貼っていても，胸骨圧迫・人工呼吸を続ける

・２分に１度，心電図の解析を行う以外は，胸骨圧迫と人工呼吸を30：2の比で中断しないで行う

【AEDのポイント】

・固くて平らな場所

・濡れていたらタオルで拭く

対象者から離れたことを確認し，ショックボタンを押す

ショック後　　すぐに　　胸骨圧迫を再開

心肺蘇生を止めていいタイミングはいつ？

①対象者が息を吹き返し，意識が戻ったとき

②誰かに交代できるとき，または救急隊員に「心肺蘇生を代わります」といわれたとき

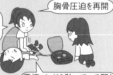

胸骨圧迫30回，人工呼吸2回を繰り返す

電極パッドを貼っている間もCPRは続ける

図6－27　保育施設における「AED」使用の手順

（5）エピペン®

　食事中，保育中などにアレルギーの既往のある子どもに症状が出て，その子どもの状態が急変した場合には，適切なアレルギーの対応が必要となる。アレルギー症状はかゆみや，違和感でおさまる場合もあるが，急激に全身に出現し，命に関わる状態になることもある。アレルギー症状が出現したときの手順を図6–28に示す。

　アナフィラキシーが現れたときには，エピペン®を使用する。エピペン®は，医師の治療を受けるまでの間，症状の進行を一時的に緩和し，ショック状態になるのを防ぐための補助治療剤（アドレナリン自己注射薬）である。エピペン®の効果は5分以内に認められ即効性があるが，身体の中で代謝（分解）されやすいため，効果の持続時間は約20分程度である。食物アレルギーによるアナフィラキシー発現から心停止までの時間は，わずか30分程度との報告があることから[1]，アナフィラキシーやアナフィラキシーショックの場合には，エピペン®の投与が必要となる。表6–7に示す緊急性が高い症状がひとつでもあれば，エピペン®を投与する（図6–29）。使用するのと同時に119番通報して救急車を呼び，必ず医療機関を受診し，医師の診察を受ける。

　エピペン®は本来，子ども本人か保護者が注射するためのものであり，子ども本人か保護者が管理・使用することが基本であるが，保育職員などが代わって行うことが認められている。使用にあたっては，保育職員全員の理解と，保護者・嘱託医と十分に協議・連携して，体制を整えることが，子どもの生命を守ることにつながる。

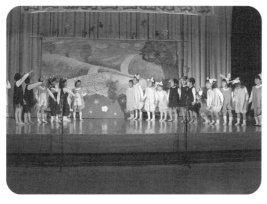

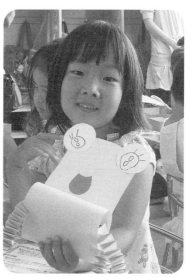

＊3　救命手当（救急蘇生法）

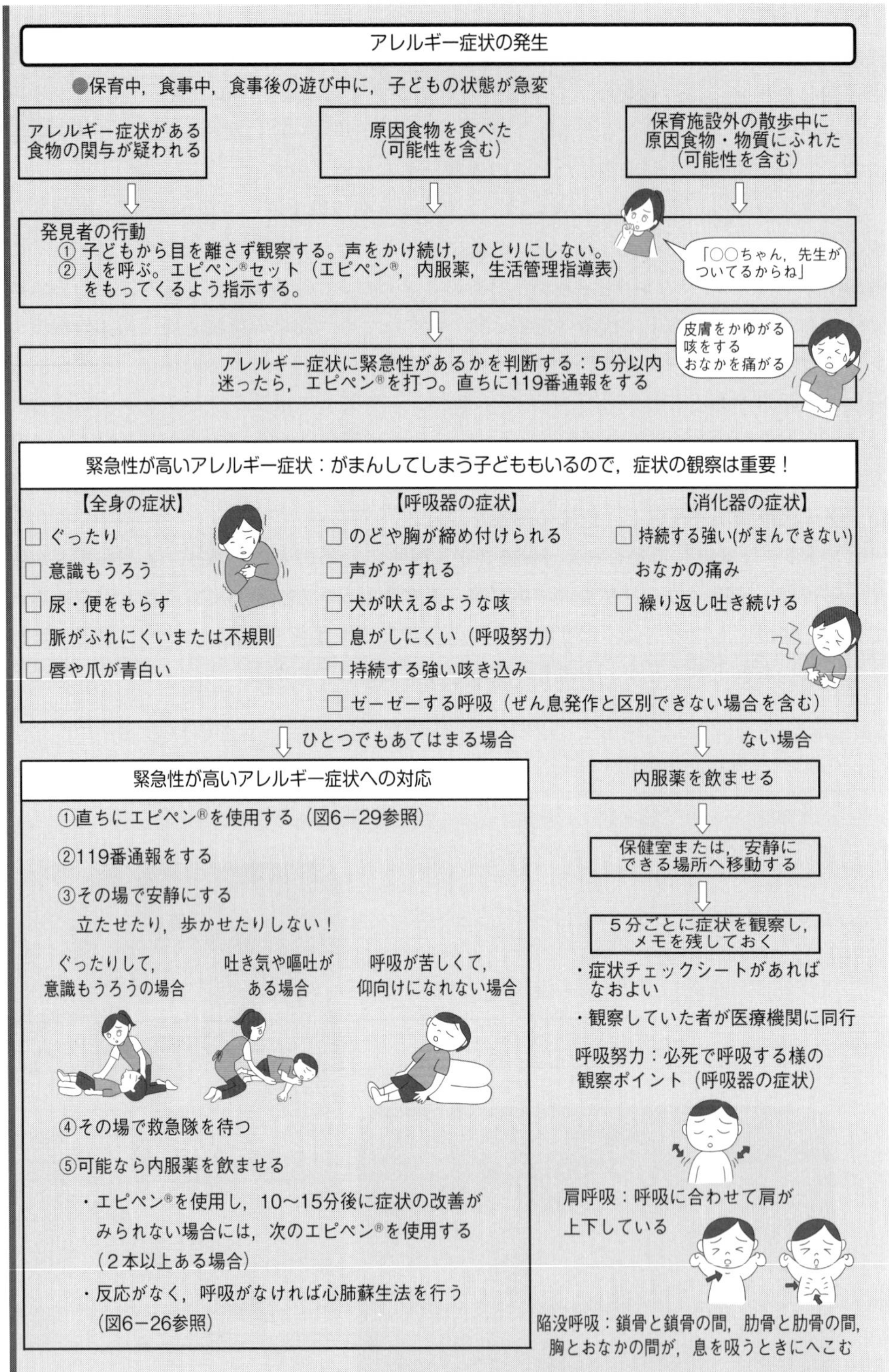

アレルギー症状の発生

●保育中，食事中，食事後の遊び中に，子どもの状態が急変

| アレルギー症状がある
食物の関与が疑われる | 原因食物を食べた
（可能性を含む） | 保育施設外の散歩中に
原因食物・物質にふれた
（可能性を含む） |

発見者の行動
① 子どもから目を離さず観察する。声をかけ続け，ひとりにしない。
② 人を呼ぶ。エピペン®セット（エピペン®，内服薬，生活管理指導表）
　をもってくるよう指示する。

「○○ちゃん，先生が
ついてるからね」

アレルギー症状に緊急性があるかを判断する：5分以内
迷ったら，エピペン®を打つ。直ちに119番通報をする

皮膚をかゆがる
咳をする
おなかを痛がる

緊急性が高いアレルギー症状：がまんしてしまう子どももいるので，症状の観察は重要！

【全身の症状】
□ ぐったり
□ 意識もうろう
□ 尿・便をもらす
□ 脈がふれにくいまたは不規則
□ 唇や爪が青白い

【呼吸器の症状】
□ のどや胸が締め付けられる
□ 声がかすれる
□ 犬が吠えるような咳
□ 息がしにくい（呼吸努力）
□ 持続する強い咳き込み
□ ゼーゼーする呼吸（ぜん息発作と区別できない場合を含む）

【消化器の症状】
□ 持続する強い（がまんできない）
　おなかの痛み
□ 繰り返し吐き続ける

ひとつでもあてはまる場合 / ない場合

緊急性が高いアレルギー症状への対応

①直ちにエピペン®を使用する（図6-29参照）
②119番通報をする
③その場で安静にする
　立たせたり，歩かせたりしない！

ぐったりして，意識もうろうの場合 / 吐き気や嘔吐がある場合 / 呼吸が苦しくて，仰向けになれない場合

④その場で救急隊を待つ
⑤可能なら内服薬を飲ませる
　・エピペン®を使用し，10～15分後に症状の改善が
　　みられない場合には，次のエピペン®を使用する
　　（2本以上ある場合）
　・反応がなく，呼吸がなければ心肺蘇生法を行う
　　（図6-26参照）

内服薬を飲ませる

保健室または，安静に
できる場所へ移動する

5分ごとに症状を観察し，
メモを残しておく

・症状チェックシートがあれば
なおよい
・観察していた者が医療機関に同行

呼吸努力：必死で呼吸する様の
観察ポイント（呼吸器の症状）

肩呼吸：呼吸に合わせて肩が
上下している

陥没呼吸：鎖骨と鎖骨の間，肋骨と肋骨の間，
胸とおなかの間が，息を吸うときにへこむ

図 6-28　保育施設における「アレルギー緊急対応」の手順

＊第6章　子どもの体調不良等に対する適切な対応

表 6-7　緊急性が高い症状

身体部位	症　状
消化器	繰り返し吐き続ける，持続する強い（がまんできない）おなかの痛み等
呼吸器	のどや胸が締め付けられる，声がかすれる，犬が吠えるような咳，持続する強い咳き込み，ゼーゼーする呼吸，息がしにくい等
全　身	唇や爪が青白い，脈がふれにくい・不規則，尿や便を漏らす，意識がもうろうとしている，ぐったりしている等

◆それぞれの動作を声に出し，確認しながら行う

① ケースから取り出す

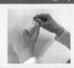

ケースのカバーキャップを開けエピペン®を取り出す

② しっかり握る

オレンジ色のニードルカバーを下に向け，利き手で持つ

"グー"で握る！

③ 安全キャップを外す

青い安全キャップを外す

④ 太ももに注射する

太ももの外側に，エピペン®の先端（オレンジ色の部分）を軽くあて，"カチッ"と音がするまで強く押しあてそのまま5つ数える

注射した後すぐに抜かない！
押しつけたまま5つ数える！

⑤ 確認する

使用前　使用後

エピペン®を太ももから離しオレンジ色のニードルカバーが伸びているか確認する

伸びていない場合は「④に戻る」

⑥ マッサージする

打った部位を10秒間，マッサージする

介助者がいる場合

介助者は，子供の太ももの付け根と膝をしっかり抑え，動かないように固定する

注射する部位

・衣類の上から，打つことができる
・太ももの付け根と膝の中央部で，かつ真ん中（Ⓐ）よりやや外側に注射する

仰向けの場合

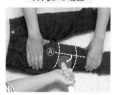

座位の場合

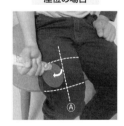

図 6-29　エピペン®の使用の仕方の実際

（出典　東京福祉保健局：食物アレルギー緊急時対応マニュアル（2018年3月版），2018）

＊3　救命手当（救急蘇生法）

【演習課題】

1．救命手当―睡眠中の事故への対応（シミュレーション演習③）
2．救命手当―プール活動中の事故への対応（シミュレーション演習④）
3．救命手当―食物アレルギー児への対心（シミュレーション演習⑤）

●引 用 文 献
1）Pumphrey, R.S.：*Clin. Exp. Allergy*, **30**, 1144～1150, 2000

●参 考 文 献
・今村榮一・巷野悟朗編著：新・小児保健　第13版，診断と治療社，2010
・厚生労働省編：保育所保育指針解説，フレーベル館，2018
・厚生労働省：保育所における感染症対策ガイドライン（2018年改訂版）（2021（令和3）年8月一部改訂），2021
・巷野悟朗監修：最新保育保健の基礎知識　第7版改訂，日本小児医事出版社，2011
・巷野悟朗・網野武博・草川功監修：感染症と保育サービス，全国ベビーシッター協会，2010
・高内正子・梶　美保編著：乳児保育演習ガイド，建帛社，2012
・高内正子編著：改訂　子どもの保健演習ガイド，建帛社，2015
・坂元正一・平山宗宏監修：いっしょに育つあかちゃんの本，母子保健事業団，2001
・厚生労働省：教育・保育施設等における事故防止及び事故発生時の対応のためのガイドライン，2016
・日本小児科学会HP：子どもの救急　kodomo-qq.jp/
・日本赤十字社：第3章子どもの応急手当，幼児安全法講習，2015
・日本創傷外科学会：http://www.jsswc.or.jp/general/yakedo.html
・日本形成外科学会：やけど（熱傷），https://www.jsprs.or.jp/general/disease/kega_kizuato/yakedo/yakedo.html
・日本救急医学会：熱中症予防に関する緊急提言，2018
・環境省：熱中症環境保健マニュアル2022，2022
・環境省HP：熱中症予防情報サイト，https://www.wbgt.env.go.jp
・東京都福祉保健局：乳幼児の事故防止教育ハンドブック，2018
・海老澤元宏：エピペンガイドブック，マイラン，2018
・遠藤　登：保育救命―保育者のための安心安全ガイド，メイト，2016
・河野陽一：小児救急外来診療マニュアル，医学芸術社，2004
・環境再生保全機構：ぜん息予防のためのよくわかる食物アレルギー対応ガイドブック，2014
・木村美佳：保育者養成におけるアレルギー緊急時対応の教育，田園調布学園大学教職課程年報，第1号，pp.203～214，2017

シミュレーション演習③　救命手当―睡眠中の事故への対応

【シミュレーションシナリオ】

1．テ　ー　マ	乳幼児突然死症候群（SIDS）を想定した救命手当
2．場　　　面	保育室

3．目　　　標

① 睡眠中の事故防止のためのチェックを行うことができる。

② 他の職員との役割分担を含め，救命手当を行うことができる。

③ 救命手当を的確に実践することができる。

4．児の情報

　○○ちゃん，10か月。発育，発達に特に問題はない。両親はともに喫煙者である。

5．課　　　題

　「現在14：00で午睡中です。0歳児クラスでは5名の子どもが就寝しています。睡眠中の定期チェックで，○○ちゃんが寝返り後にうつぶせ寝になっており，呼吸をしていないことに気づきました」

6．役割分担

　担任の先生，○○ちゃん，クラスの友だち，園長先生，救急隊員など

7．事前学習

　○ SIDS について（**第5章**）

　○救命手当について

8．必要物品

　□乳児人形1体（あれば CPR 心肺蘇生訓練用）

　□乳児人形4体（クラスの友だち用として）

　□AED トレーナー

　□バスタオル，ふとんセットなど

シミュレーション演習④　救命手当—プール活動中の事故への対応

【シミュレーションシナリオ】

1．テ ー マ		プール活動中の溺水事故への対応
2．場　　面		屋外
3．目　　標	①	救命手当を的確に実践することができる。
	②	プール活動における役割分担を理解し，役割に基づいた行動がとれる。
	③	保育施設の緊急時対応について理解し，適切な行動がとれる。

4．児の情報

　○○ちゃん，3歳。発育，発達は特に問題ない。本日の健康に問題はなく，プール活動に関して親の同意も得ているため，水遊びに参加している状態。

5．課　題

　「現在10時30分で，プール活動中です。屋外の園庭でビニールプールを準備し，水遊びを行っていたところ，○○ちゃんが水に顔をつけたままの状態で浮いているのを，監視者の○○先生が発見しました。呼吸をしていないようです」

6．役割分担

　担任の先生，プール監視者の先生，○○ちゃん，クラスの友だち，園長先生，救急隊員など

7．事前学習

　○プール活動における事故防止対策について（**第5章**）

　○救命手当について

8．必要物品

　□乳児人形1体（あればCPR心肺蘇生訓練用）

　□乳児人形4体（クラスの友だち用として）

　□AEDトレーナー

　□バスタオル，ビニールプールなど

＊第6章　子どもの体調不良等に対する適切な対応

シミュレーション演習⑤　救命手当—食物アレルギー児への対応

【シミュレーションシナリオ】

1．テ ー マ　食物アレルギーによるアナフィラキシーの応急処置

2．場 　 面　保育室

3．目 　 標　①食物アレルギーのある子どもの症状からアナフィラキシーだと判断
　　　　　　　　できる。
　　　　　　②アナフィラキシーの緊急時対応ができる。
　　　　　　③他の子どもへの適切な対応ができる。

4．児の情報

　○○ちゃん，5歳。小麦による食物アレルギーがあり，アナフィラキシー時の対応として，かかりつけ医よりアドレナリン自己注射薬（エピペン®0.15mg）が処方されており，保育室の登園カバンの中に保管されている。

5．課 　 題

　「給食後に保育室で5歳児の○○ちゃんが息が苦しい，身体がかゆいと泣き始めました。腹痛，吐き気，じん麻疹の症状もあります。場所は保育室で他の子どもが心配そうに集まっています。食物アレルギーの可能性がありますので，対応してください」

6．役割分担

　担任の先生，○○ちゃん，クラスの友だち，園長先生，給食の先生，救急隊員など

7．事前学習

　○食物アレルギーについて

　○エピペン®の使用方法について

8．必要物品

□エピペン®トレーナー

□AEDトレーナー

□体温計

□血圧計（あれば）

□食物アレルギー症状チェックシート（あれば）

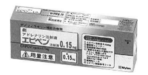

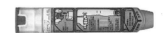

エピペン®注射液0.15mg

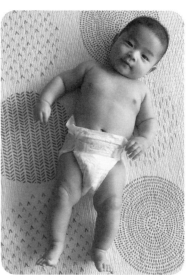

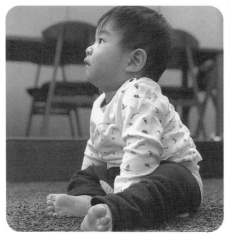

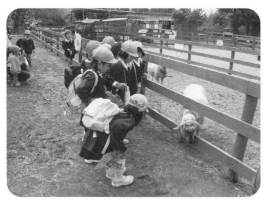

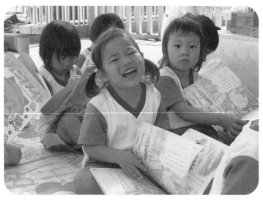

＊第6章　子どもの体調不良等に対する適切な対応

第 **7** 章

災害への備え

災害時に子どもたちの命を預かる保育施設としての心構え・知識や備え（避難訓練，安全な環境づくり），どう対応するのがよいのか（災害対応）を理解し，協力体制の構築について学ぶ。

1 保育施設における災害への危機管理

　近年，日本では毎年のように，台風や集中豪雨・洪水，土砂災害，地震，津波，大雪，火山噴火などさまざまな自然災害が発生している。保育施設は，子どもの安全に配慮しつつ健やかに育つ環境を提供することが必要である。2017（平成29）年告示の保育所保育指針，幼保連携型認定こども園教育・保育要領では，「第3章　健康及び安全」に「災害への備え」の項目が加えられ，施設・整備の安全確保，災害発生時の対応体制および避難の備え，地域の関係機関等との連携が記載された。幼い子どもを預かる施設であるからこそ，日頃の備えと災害弱者である子どもたちの生命の安全のために，平時からの危機管理体制が重要となる（図7－1）。

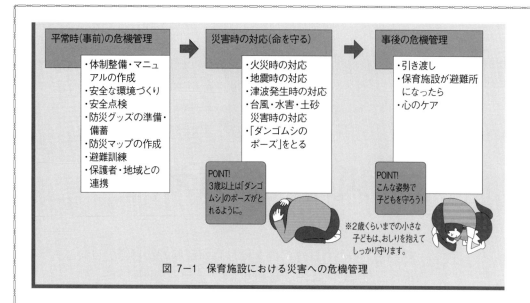

図 7−1　保育施設における災害への危機管理

2　組織実施体制の整備

（1）防災組織と災害発生時の対応マニュアルの作成

　職員一人一人の防災に対する責任および意識を高め，いつ災害が起きてもあわてず，組織として対応できるように体制を整備する。火災発生時等の自衛防災組織（図7−2），日常の火災予防を行う組織や業務などの職員体制や防災関係機関連絡先一覧を作成し，見やすい場所に掲示する。また災害発生時の各種対応マニュアルを作成し，そのマニュアルに沿って災害時への備えや安全点検，避難訓練の充実を図る（表7−1）。

（2）避難訓練・防災訓練

　地震津波対応の避難訓練や，生活安全，交通安全などについての年間安全計画を作成し，実施にあたっては，時間帯を変えたり，参観日に実施したりして保護者に実際どのように避難しているのかを見てもらい，お互いの認識を深めることが必要である。

　この他，消防機関や自主防災組織と連携した実施訓練や，学校や地域の防災訓練への参加など，日頃からよりよい関係を構築しておき，避難協力の提携を結んでおくことも必要である。幼児教育・保育施設には，自力では避難できない乳児や自ら徒歩で避難できる年長児もいるため，子どもの発育の状況によって避難できる方法が異なる。保育者の人数やおんぶひも，避難者の整備状況と合わせ地域と協力して安全で迅速に避難できるようにする。いろいろな場面を想定した避難訓練を繰り返し行い，避難訓練実施後は，計画・想定

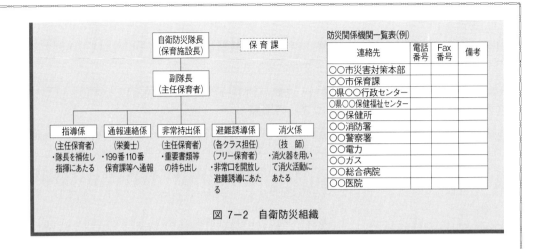

図 7-2 自衛防災組織

表 7-1 防災マニュアル 目次（例）

〇〇保育所防災マニュアル
1．目的（方針）と職員の心構え
2．日頃の備え
　（ア）子どもへ安全な習慣や行動を身につけさせる。
　（イ）保育環境の整備
　（ウ）施設整備と安全点検
　（エ）避難訓練の実施と情報収集
　（オ）自衛防災組織・緊急連絡網・非常配備時の職員体制の整備
　（カ）保護者への連絡方法と子どもの引き渡し方法の約束事
3．災害発生時
　（ア）保育時間中，室内，延長保育時間中，戸外などの対応
　（イ）災害時の配備動員体制
　（ウ）非常時持ち出し品
4．災害時の保育所の開所にあたって

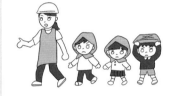

していたことと比べどうであったか，実際に行いわかった課題や問題点を把握したうえで評価・改善を行い，必要があればマニュアルの見直しも行う。

③ 平常時における災害対策

（1）安全な保育の環境づくりと安全点検

　自然災害の発生を防ぐことはできないが，その被害を最小限にするためにも日頃から整理整頓を心がけ，安全な保育環境の整備に努める。保育の場における生活の中で一番長い時間を過ごす保育室は室内の安全対策をもっとも優先したい場所である。オルガン，ピア

ノ，書棚などの重い物の固定，CD プレーヤーなどの棚の上に置いた物には滑り止めシートを下に敷く。窓ガラスには飛散防止フィルムを貼る。安全な保育の環境づくりのためにチェックすべき場所や項目は表7－2のとおりである。

（2）非常用持ち出し袋（防災グッズ）の準備

　地震，火山噴火，津波などの自然災害はいつ起こるかわからない。避難所での生活に最低限必要な物をいつでも持ち出せるように，非常用持ち出し袋（乳児・幼児クラス用）を準備しておく。各保育室の持ち出しやすい場所に備え付け，薬や食品は，年に1回使用期限，賞味期限を確認し，古くなった物は交換する。事務用持ち出しグッズについても一覧表を作成し，すぐに持ち出せるようにしておく（表7－3）。

（3）備蓄物資の準備

　万が一に備え，園内と避難先に最低3日分（可能であれば1週間分）の必需品の備蓄をしておくようにする。薬や食べ物は，定期的に使用期限，賞味期限を確認し，古くなった物は交換する。アレルギーに対応した食品等も備蓄しておかねばならない（表7－4）。

表 7-2　安全点検項目と留意点

点検場所	留意点
保育室	・ピアノ，タンス，ロッカー等の置き場所は適当か，固定金具でしっかり固定されているか ・高い所に物を置いていないか　・室内は整理整頓されているか　・窓枠などがたつきはないか　・引き戸，ドアの開閉はスムーズか
便　所	・水漏れ，詰まり，破損箇所はないか　・汚れたり，周りがすべりやすくなっていないか
避　難 ルート	・出入口や廊下，非常用すべり台などの近くに物を置かないなど工夫してルートを確保する ・避難するルートに，けがのもとになるような危険（床板が腐っている，釘が出ている，階段のすべり止めがないなど）がないか
園　庭	・危険物（石，釘，ガラス，押しピンなど）はないか　・砂場に危険物，汚物はないか ・溝の蓋が完全にしてあるか　・非常口の開閉はスムーズか　・鍵の施錠，保管は適切か
室内遊具	・置き場所は適切か，破損はないか　・ネジ止めはしっかりされているか ・片付け方は安全に整備されているか　・高さは適当か
固定遊具	・器具のぐらつき，腐食はないか　・ネジの緩みや破損はないか ・器具の周辺は整備されているか　・高さは適当か
調理室	・冷蔵庫，食器保管庫などの大きな電化製品は倒れないように固定されているか　・ガス栓，ガス管の破損，老朽化の有無の確認　・電気コード，ガスホースなどは足に引っかからないように短くまとめてあるか　・ガスを使用しないときには，こまめに元栓を閉める
消火設備	・消火器は落下，転倒しない場所に置かれているか　・消火器の設置場所と使用方法を確認する　・消火器の使用期限を確認する　・半年に1回，検査を受ける
薬品類	・子どもの手の届かない安全な場所に保管してあるか

＊第7章　災害への備え

表 7−3　保育室（乳児クラス・幼児クラス）および事務室用持ち出しリスト例

保育室		事務室
乳児クラス：担任	幼児クラス：担任	担任以外（事務）
出席簿 緊急時連絡・引き渡しカード 防災マップ 使い捨て哺乳瓶 粉ミルク（液体ミルク） お菓子（おやつ） ミネラルウォーター（軟水） 着替え・紙おむつ各種サイズ ビニール袋・ゴミ袋 タオル・バスタオル ティッシュペーパー ウェットティッシュ おんぶひも 筆記用具 笛　　　　　　　　　　など	出席簿 緊急時連絡・引き渡しカード 防災マップ お菓子（おやつ） ミネラルウォーター（軟水） 着替え・紙おむつ各種サイズ ビニール袋・ゴミ袋 タオル・バスタオル ウェットティッシュ ティッシュペーパー 筆記用具 笛　　　　　　　　　　など	園児名簿 全家庭緊急時連絡・引き渡しカード 防災マップ 防災関係機関連絡一覧表 ノートパソコンとデータメディア 現金（小銭） 携帯電話充電器 懐中電灯 ガムテープ 救急用品 軍手 携帯用ラジオ ヘルメット ミネラルウォーター 筆記用具 笛　　　　　　　　　　など

表 7−4　備蓄物資リスト例

区　分	品　名
食料品	ミネラルウォーター，粉ミルク（液体ミルク），スポーツ飲料，アルファ米，乾パン，缶詰・レトルト食品（保存期間が長く火を通さなくても食べられる物），菓子（あめ・ビスケット），アレルギー対応の簡易食料　など
生活用品	水，毛布，ビニールシート，エマージェンシーブランケット（アルミブランケット），着替え，ビニール袋，水筒，哺乳瓶（使い捨て），卓上コンロ（ボンベ），紙皿・紙コップ，割りばし・使い捨てスプーンやフォーク，缶切り，ナイフ，ラップ，おまる・携帯トイレ・災害用トイレ，紙おむつ各種サイズ，生理用品，トイレットペーパー，バケツ，タオル，ウェットティッシュ，マスク，筆記用具，メモ用紙，ガムテープ，雨具，現金，マッチ，ライター，防寒具，ポリタンク，ランタン，ヘッドランプ　など
避難用品	防災頭巾（ヘルメット），おんぶひも，拡声器（メガホン），軍手，ロープ，ビニール袋，ガムテープ，懐中電灯，ヘッドランプ，ラジオ，乾電池，関係機関連絡リスト，ブルーシート，自家発電機・LED投光器，抗菌剤・消臭剤　など
救急医療品	包帯，ガーゼ，止血帯，ばんそうこう，三角巾，湿布，タオル，消毒薬，体温計，カット綿，ゴム手袋　など

（4）防災マップ（地域安全マップ）の作成

　津波被害のおそれがある海の近くや，土砂災害のおそれがある山のふもとなど，施設ごとに災害時の危険具合が異なることから地域や立地特性に合った防災対策を立てる必要がある。地域の災害ハザードマップを確認し，地理的な特徴による危険な場所（河川の堤防決壊，がけ崩れなど）を確認する。避難場所・避難経路を自分たちの足で歩き，交通量や道幅，危険な場所を確認するとともに，園児の生命を守ることを第一に，各園の実態に応

＊3　平常時における災害対策

じて必要と思われることを話し合い，防災マップを作成する。

　散歩するルートも同様に実際に歩いて，お散歩マップを作成する。

（5）避難場所・避難経路

　園の周りの環境によって，それぞれ安全な避難場所とそこまでの避難経路は違う。地域の防災計画やハザードマップを参考に，あらかじめ状況に合った避難場所と避難経路を決めておく。

1）避難場所・避難経路の決定

　2か所以上の避難場所を決めておく。避難場所までもっとも短時間で，そして安全にたどりつける避難経路についても決めておく。災害時にはあらかじめ決めておいた避難経路が使えなくなることもあるため，2つ以上決めておくようにする。

2）避難訓練の実施

　避難訓練は，職員および園児の災害に対する対応能力・判断力・行動力を育むために行う。訓練にあたっては，火災・地震・水害・台風などいろいろな災害を想定して訓練を行う。同じ火災でも，出火場所を変えたり（保育施設が火元なのか，周辺の火災なのか），保育施設内・外，時間帯や子どもの居場所が異なる場合などを想定して行う。

　地震の場合は，規模を想定し，避難場所・避難経路を変更して行う。事前に職員全員で計画の内容，役割分担，避難経路，消火器の場所，火災報知機の使い方など熟知しておく。まず，自分の役割を果たし，余裕があれば声をかけ合って他の任務を助ける。

　津波の襲来が予測される地域にある保育施設では，津波避難訓練で保護者や地域と避難方法を共有しておく。すべての子どもたちが避難場所へ到着するのに要する時間を計り，ルートや誘導方法を検討する。

3）防災教育など

　日常の保育の中で，子どもたちに命の大切さについて気づかせるとともに，地震や津波の恐ろしさを教え，安全に避難することができる態度や能力を育てることが重要である。そのためには，保育者等が日頃から防災の視点をもって保育を行うとともに，保育者自身が災害対応能力向上のための知識をもち，実践的な研修を行うことが重要である。

（6）保護者との連携

　子どもを安全に保護者のもとに引き渡すためには，職員の努力だけではなく，保護者側の協力も必要である。保護者向けの説明会などを通じて，子どもの命を守るためには職員と保護者のチームワークが大切であることを伝えていく。

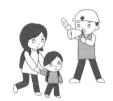

1）連絡手段の共有

　災害時は電話がつながらないことを予想して，あらかじめ複数の連絡手段を決めておく。また，いくつかの事態を考えた定型文を用意しておくとともに，保護者側からも安否状況を保育施設に報告してもらえるように頼んでおく。電話連絡不通時の連絡手段としては，一斉メール配信システム，携帯電話から見ることができるホームページやブログ・ツ

イッター・Skype（スカイプ），園舎に設置した掲示板，災害伝言ダイヤルなどがある（表7－5）。これらの連絡手段は災害が起きたときに利用しようと思っても急に使えるものではないので，避難訓練時に試験的に使用したり，休園連絡や運動会・遠足などの行事決行の連絡など，保育施設と保護者の日常の連絡手段として活用するとよい。

2）避難場所や引き渡しルールの共有

避難訓練などをとおして避難場所を実際に確認し，保護者と共有するとともに，連絡をとることができなかったり，保護者が子どもを引き取りに来られない場合を考慮し，あらかじめ保護者との間で引き渡しのルール（表7－6）を決めておく。

（7）地域との協力関係

職員だけで子どもたち全員の命を守らなければならない保育施設にとって，地域の人びととの協力は大きな力となる。施設の防災のとり組みを地域に広く周知するため情報発信するとともに，地域の防災組織を把握し，日頃から市町村や地域自主防災組織等地域と密接な連携協力を図る。また，地域での防災訓練への参加や，施設が被災した際の協力体制を確立させるなど，地域ぐるみで災害から子どもたちを守る環境を整えていく。

表 7－5　知っておきたい緊急時の安否確認・情報源・連絡手段

- SNS（ソーシャルネットワークシステム）の活用：ツイッター（Twitter）・フェイスブック（Face-book）・ライン（LINE）など
- J-anpi 安否情報まとめて検索：NTT，NHK，eNet Solutions などの協力による災害発生時の安否情報確認サイト
- NTT 災害用伝言ダイヤル（171）：電話サービスを提供する各通信事業者の協力による，声の伝言板
　※　伝言の蓄積は1つの電話番号あたり1～20件（地域により異なる）なので保護者からの録音の受付には向かない
- 災害用伝言版（web171）：NTT による，インターネットを利用した伝言板

表 7－6　引き渡しのときの留意点

- 「引きとりカード」：災害時に保護者が子どもを引きとりに来られない場合の代理人の連絡先などを記載
- 原則として「引き渡しは保護者」：保護者が安全を確保できない場合は保育を継続
- 「災害時引き渡し記録」：保護者の迎えが代理の場合に，氏名・連絡先・予定避難先を記入
- 保育施設で待機：引き渡し後の安全が確保できないと判断した場合は，保育施設で待機することも勧める
- 「入所児童家庭調査書」：緊急時の連絡先に保護者から連絡がない状況を連絡
- 自治体の担当課に連絡：保護者と全く連絡がつかない場合には自治体の担当課に連絡し対処

4 災害時の対応

（1）火災発生時

　火災の第一発見者となった場合には，119番通報（火災通報用押しボタン）を行い非常ベルを鳴らし，子どもたちに避難を促すとともに，可能な初期消火（消火器）に努める。煙は熱い空気とともに，上・横・下の順に広がるため，煙を吸わないように，あわてないで姿勢を低くして床をはうようにして避難する。

（2）地震発生時

1）警戒宣言の発令

　警戒宣言とは，大規模地震対策特別措置法に基づき行われる地震予知で，異常が確認された場合，被害を最小限におさえるために発令される宣言である。宣言が発令されたら災害発生に備えて必要な対策をする（表7－7）。

2）対　　応

　地震が起こったら，まずは落下物から身を守ることが先決である。また，地震でもっとも恐ろしいのは，ゆれが原因の火災による被害である。子どもたちと自分の安全が確保でき，ゆれがおさまったらすぐに火元を確認し，窓やドア類は開け放ち，避難経路を確保する。園外に避難するときには，通電火災予防のためにも，ブレーカーを落とすことも忘れてはならない。保育室にいた場合，園庭にいた場合，園外にいた場合の対応は表7－8のとおりである。

（3）津波発生時

　津波はときには想像もつかない高さになるおそれがある。また，第一波がいちばん高いとは限らず，第二波，第三波の高さが増す可能性もあることから，できるだけ早くより高台に避難する。

（4）台風・水害・土砂災害時

　台風がもたらす被害のほとんどは風害，水害，土砂災害である。台風が発生したときには台風情報を常にチェックし，接近や通過の可能性がある場合は，あらかじめしっかりと対策を立てておく。自治体が発行しているハザードマップで，保育施設が土砂災害危険箇所にあたるかどうか確認し，あたる場合には，避難場所に直接来てもらうこと，無理に引きとりに来ないことを伝える。

表 7-7　保育中に警戒宣言が発令された場合の対策

① 子どもたちを安全な場所（あらかじめ決めておく）に集める。
② 自治体や警察などの広報，ラジオ，テレビなどからの情報収集。
③ ガスコンロ，ストーブなど使用中の火を消し，元栓を閉める。
④ バケツなどに水をくんで非常用水を確保する。
⑤ 非常用持ち出し袋をすぐ持ち出せるようにする。
⑥ 状況に応じて，保護者と連絡をとり，子どもの引き渡しをする。

表 7-8　地震時の対応

【保育室にいた場合】
① 子どもたちを，上から物が落ちてこない，横から物が倒れてこない場所へ誘導し，待機させる。
② 窓・扉を開けて出入口を確保する。
③ 火を消し，ガスの元栓を閉める。
④ 防災頭巾をかぶらせ，長袖の上着を着せ，靴をはかせる。
⑤ 状況に応じて，非常用持ち出し袋を背おい，子どもを避難場所へ誘導する。
⑥ 人員点呼・確認をし，テレビなどで正確な情報をつかみ，次の対応に備える。
　「窓から離れて」「棚から離れて」「ダンゴムシ（頭を守って，手首は内側にしてなど危険回避の指示）」「大丈夫よ，落ち着いて」「先生はここにいるからね」などの声かけを行う。
【園庭にいた場合】
① すぐに園庭中央付近に子どもを集合させ，待機する。
② 人員点呼・確認をし，状況に応じて，より安全な避難場所へ子どもを誘導する。
　園が海・河川の近く，山ぎわにある場合，津波やがけ崩れの恐れがあるため，すぐに避難する。
【園外にいた場合】
① 建物から十分に離れた場所へ子どもを誘導する。
② 人員点呼・確認をし，園と連絡をとり指示を受ける。
③ 状況に応じて，より安全な避難場所へ子どもを誘導する。
④ 古い建物，建設中の建物，ブロック塀，石塀，自動販売機，切れた電線，ガスの臭いがする場所，地割れ，崖下，川岸，橋の上などは危険なため，すぐに安全な場所に避難する。

（5）保育施設が避難所になったら

　公共施設として地域住民の生命や安全を守ることも大切である。災害の規模や被害の大きさによっては，保育施設も避難所となることがある。その場合には，保育施設は指定された避難所ではないこと，保育を優先させなくてはならないこと，衛生的で安全な環境を保つ必要があることなど，理解と協力を得ることが必要である。

（6）心のケア

　災害時には，あわてず，騒がず，大声を出さずにいつもの口調で子どもたちに指示を出し，誘導する。保育者の落ち着いた行動で，子どもの不安をできる限り小さくしたいものである。「大丈夫だからね」「そばにいるからね」と子どもの恐怖や不安感をしっかりと受け止める。被災した直後は子どもたちの表情や行動を観察し，声かけや手をつなぐなど常に子どもの心のケアにつとめる。

　災害が発生し，大切な人や物を失う体験によって子どもに強いストレスが加わると，心身に不調を生じることがある。子どもたちの様子に変化（ストレス反応）がないか観察

し，落ち着きがない，はしゃぐ，子どもがえりなどのストレス反応が1か月以上続くようなら，保護者と話し合い，カウンセラーなどの専門機関に相談する。ストレス反応は時間とともにおさまることが多いが，症状が続く場合には専門機関に相談する。

【演習課題】

1. インターネットによる防災情報を収集してみよう（国土交通省：ハザードマップポータルサイト他）。
2. あなたの住んでいる地域の自治体のハザードマップをみてみよう。
3. 災害訓練（シミュレーション演習⑥）

●参考文献
・経済産業省：想定外から子どもを守る保育施設のための防災ハンドブック，2013
・高知県教育委員会保育所・幼稚園等防災マニュアル作成の手引き　地震・津波編，2012
・仙台市子供未来局保育部保育課：保育所防災マニュアル，2013
・厚生労働省：保育所保育指針解説，フレーベル館，2018
・田中哲郎：保育園における事故防止と安全保育　第2版，日本小児医事出版社，2019

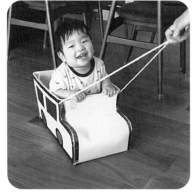

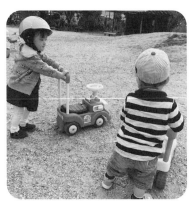

シミュレーション演習⑥　災害訓練

【シミュレーションシナリオ】

1．テ ー マ　保育施設における防災訓練を想定して園児を避難させよう

　　　　　　　避難の際の役割分担と連携を理解しよう

2．場　　面　地震時，もしくは火災時

3．目　　標　①適切に子どもを安全に避難させることができる。

　　　　　　　②他の職員と役割分担を含め協働して取り組むことができる。

　　　　　　　③地震時，火災時の避難のポイントについて理解できる。

4．児の情報

　学生の人数により，保育者の数と園児の数を設定してください。

　　　例：0・1歳の歩いて避難できない園児5名，

　　　　　2歳児10名，3歳児12名，4・5歳児20名

5．課　　題

　「災害対応役割組織表を参考にして，クラスの園児数を決めます。〈事例1〉〈事例2〉に従って，グループ内で役割分担をして，それぞれ声に出して模擬の避難訓練をしてください。また，〈事例1〉〈事例2〉の時間設定を変更して，「散歩中」「プール中」「昼寝中」「延長保育中」などの活動場面を想定した場合には，どのような対応になるのかを話し合ってください」

〈災害対応役割組織表〉

役　割	担　当	学　生	主な対応
総括本部	園長　主任	（　　　）	・被害状況を把握し，避難の指示 ・非常持ち出し品の搬出 ・関係機関への連絡
避難誘導・安否確認班	担任保育者　等 　0歳 　1歳 　2歳 　3歳 　4歳 　5歳	（　　　） （　　　） （　　　） （　　　） （　　　） （　　　）	・園児の安全確保 ・園児への指示・避難誘導 　　ダンゴムシのポーズ 　　お・は・し・も（おさない・走らない・しゃべらない・もどらない） ・非常持ち出し品の携帯 ・安否確認・保護者への連絡
救出・救護班	担任外保育者 等	（　　　） （　　　）	・保育室，トイレ，ホール，園庭などの残留児の確認 ・負傷者の救出，応急手当 ・医療機関への連絡・行方不明者の捜索
消火班	調理員　等	（　　　） （　　　）	・出火防止措置（ガスの元栓を閉める，電気のブレーカーを切る等） ・初期消火活動

〈事例1〉	地震時の避難訓練　9月○日　10：30　地震発生
	園内と園庭のそれぞれに子どもたちがいた場合
〈事例2〉	火災時の避難訓練　12月○日　11：00　給食室より火災発生
	園内と園庭のそれぞれに子どもたちがいた場合

6．役割分担

担任の先生，クラスの友だち，副担任の先生など（名札等をつける）

7．事前学習

○幼児教育および保育施設における地震時，火災時の避難訓練について。

8．必要物品

□メガホン

□ヘルメット（あるいは防災頭巾），防災靴（上靴），非常持ち出し品（ダミー），タオル（火災時），

□役割分担の名札

第 8 章

健康および安全管理の実施体制

保育の場で子どもの健康と安全を守るための職員間の連携・協働，組織としてのとり組みおよび保健計画の実際について学ぶ。また，母子保健をはじめとした地域保健施策を理解したうえで，それらと保育の場との関連，家庭と専門機関の連携がどのようになされ，子どもの健やかな育ちにつながるのかを理解する。

1 職員間の連携・協働と組織的とり組み

　保育施設の職員が連携して保育にあたることはいうまでもないことであるが，子どもの健康と安全に関しては，子どもの個々の健康状態や発育・発達状態を把握し，配慮が必要な子どもの情報を共有し，保育職員で連携して対処することが欠かせない。保育者は，保育の場における保健に関する知識と理解を深め，保育施設における健康と安全に関する保育の質を高めることが大切であり，施設長のもと，よりよい組織運営に向け，期待されている役割を十分担えるようなリーダーシップやメンバーシップを発揮することが求められる。

　保育職員は，正規職員だけでなく臨時職員やパート職員など，雇用形態が異なっても同じ方針に沿って保育の内容や子どもの健康や安全の体制を整えねばならない。また子どもが過ごす一日において，時間帯で数名の保育職員が分担して保育にあたることから，保育職員間の連携・協働が重要となる。

　保育施設における保育者以外の職員には，健康や安全に関する分野では，栄養士，調理員，看護職員，嘱託医などがあげられる。保育所保育指針では，他の専門職が配置されている場合には，その専門性を活かした対応を図ることが示されている。

　専門職を含めた保育職員間で，連携し保育を実践するためには，保育の場における全職員の共通理解と，保育実践への参画，協働が重要となる。

 2　保育における保健活動の計画および評価

　保育の場で子どもが日々健康に過ごすために立てられる保健活動の計画が「保健計画」である（図8-1）。その意義は，全職員の共通理解を深め，適切な役割分担が行えるような協力体制をつくり，保育の場における子どもの健康の維持・増進と安全を組織的に推進していくことである。保育所保育指針にも，「子どもの健康に関する保健計画を全体的な計画に基づいて作成し，全職員がそのねらいや内容を踏まえ，一人一人の子どもの健康の保持及び増進に努めていくこと」と保育計画の作成の必要性が強調されている。

　保育の場には，産休明けから就学前までの多様な年齢の子どもや，配慮が必要な子ども，体調が悪いなどさまざまな状況の子どもが存在する。子ども一人一人にとって，保育の場が安心して生活できる場であって，健康の維持・増進と成長・発達が保障される場であるためには，保育者や，看護職員，調理員，栄養士等がその専門性を活かしながら共通理解と認識のもとに協働してとり組むことが必要である。また，保育職員だけではなく，保護者，地域，専門機関との連携・協働も不可欠である。体系的かつ計画的な保育の実施のため，保健計画は作成されるべきものである。

　保健計画の作成にあたっては，1年間の健康目標，保健行事，健康教育，衛生管理，事故安全管理，保護者への保健指導などの各領域について考える。「事故安全管理：災害・防犯・アレルギー」「衛生管理」などの重大事故につながる項目については，別途その保育の場の実情に応じたマニュアル（衛生管理マニュアル，安全管理マニュアル，防災マニュアル，アレルギー対応マニュアルなど）を作成し，保育職員間の業務・分担の明確化，組織的とり組みの共通理解のために，組織図を掲示しておく。

　作成された計画を組織的に実践・展開するだけではなく，振り返り，評価することが保育の質の向上につながる。実践・展開を的確に記録し，PDCA（Plan：計画，Do：実践，Check：評価，Act：改善）サイクルに沿って，保育活動を進めていく。保育計画を立てて，記録することから，保育者自身と子どもたちとの相互作用の中で保育活動がどのように展開し，個々の子どもたちにどのような課題を見い出したのかを明確にしながら，それらの評価を次年度の計画作成に生かすようにすることが保育において大変重要なことである。

　そのためには，保育者自身が個々の子どもたちの健康状態をしっかりと把握し，保育職員間で情報の共有をすることが必要となり，そのような努力が保育の質をより高めることにつながるのである。

年間保健計画

年間目標：心身ともに健康の保持・増進を図り丈夫な身体づくりをする

月	健康目標	保健行事	健康教育（児童）	健康教育（保護者）掲示板・ほけんだより	留意点・この時期の注意
4月	・新しい環境に慣れ元気に過ごす ・家庭と園の生活リズムを整える	・身体測定 ・避難訓練 ・内科健診 ・ぎょう虫検査・検尿 ・耳鼻科・眼科健診	・生活リズム（早寝・早起き・食事）	・健診のお知らせ ・予防接種の推奨	・園児の健康状態，体質等の把握 ・環境の変化に伴う体調の崩れや事故に注意する ・日常の健康状態の把握 ・気温の変化に伴う不調の早期発見と対処
5月	・生活リズムを整える ・元気に遊ぶ	・身体測定 ・避難訓練 ・交通安全指導（4歳以上）	・正しい手洗いについて	・集団生活における感染症対策	
6月	・梅雨の衛生に気をつけて元気に過ごす ・歯を磨こう	・身体測定 ・避難訓練 ・歯科健診	・虫歯予防について	・歯磨きの習慣づけ ・食中毒について	
7月	・夏を元気に過ごす	・身体測定 ・避難訓練 ・プール開き	・熱中症予防について ・プール遊びの注意事項	・熱中症から子どもを守ろう ・夏の事故について ・とびひについて	・プールの衛生管理，水遊び中の事故に注意する ・クーラーの調節，蚊対策（散歩中の服装等） ・夏の疲労と水分摂取 ・屋外活動における紫外線対策
8月		・身体測定 ・避難訓練			
9月	・体力を回復し，生活リズムを取り戻す	・身体測定 ・避難訓練 ・健康診断	・早寝・早起き，食事の大切さ	・栄養，睡眠，急速を心がけ生活のリズムを整える	
10月	・寒さに向かって丈夫な身体づくり	・身体測定 ・避難訓練 ・運動会 ・内科健診	・進んで運動する	・運動遊びの大切さ	・年齢と体調等，個人差を把握して，体力づくりを促しながら，事故防止に努める
11月	・寒さに慣れ，薄着の習慣をつける	・身体測定 ・避難訓練	・かぜの予防	・薄着の習慣，運動の大切さ	
12月	・清潔習慣をつける	・身体測定 ・避難訓練 ・交通安全指導（4歳以上）	・インフルエンザ予防について	・冬に流行する病気について ・インフルエンザについて	
1月	・冬を元気に過ごす ・生活リズムを整えて，体調に合わせて戸外で身体を使って遊ぶ	・身体測定 ・避難訓練	・冬の事故予防	・冬の事故について（暖房使用時の諸注意，やけど事故の予防など）	・インフルエンザ，ノロウイルス等の流行性下痢症が多くなるので，早期発見・予防に努める ・室内遊びが増えるので，温度・湿度・換気等の室内環境を整備する
2月		・身体測定 ・避難訓練	・鼻のかみ方，咳の仕方	・かぜの初期段階への対応 ・防寒着の調節	
3月	・進級・卒園に向けて	・身体測定 ・避難訓練 ・入所前健康診断	・戸外遊びの必要性	・進級・進学にあたり予防接種もれの確認	

図 8−1　年間保健計画例

＊2　保育における保健活動の計画および評価

3 地域保健，母子保健における自治体との連携

（1）地域保健との連携

　地域保健とは，地域住民の健康の保持・増進を目的として，国および地方公共団体が行う施策のことである。日本における地域保健行政は，国（厚生労働省）－都道府県（衛生主管部局）－保健所－市町村（衛生主管課係）という体系が確立されており，都道府県では保健所・精神保健福祉センターや児童相談所など，市町村では市町村保健センターや子育て世代包括支援センターなどを拠点として，地域保健活動が行われている。

　保健所には，医師・薬剤師・獣医師・保健師・診療放射線技師・臨床検査技師・管理栄養士・精神保健福祉士などが配置されている。市町村保健センターには，保健師・看護師・管理栄養士・歯科栄養士・理学療法士・作業療法士などが配置されている。

　地域保健には，地域保健法を中心とした対人保健サービスや対物保健サービス，保健・医療・福祉を取り巻く多様な施設が関連しており，それぞれの施策はさまざまな法律に基づくものである。近年，法律の制定・改廃の動きが激しいため，法律を活用する際には，最新であることの確認が必須となる（図8-2）。

　保育者は，保育施設内のことだけではなく，広く地域に目を向け，地域における健康問

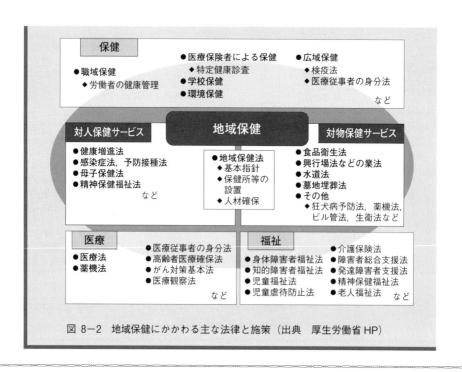

図8-2　地域保健にかかわる主な法律と施策（出典　厚生労働省HP）

題を認識し，情報を共有して問題解決に向けた施策に協力することが重要である。日頃から地域の関係部署とコミュニケーションを密にして連携し，子どもの健やかな育ちの保持・増進を図るという共通の目標に向かって，協働していくことが大切である。

（2）母子保健との連携

　子どもに関する地域保健活動では，母子保健対策が重要となる。母子保健法（1965年制定）を法的根拠として，国・都道府県・市町村がそれぞれ機能を果たしているが，基本的な母子保健サービスは，市町村が実施主体となり，市町村保健センター，母子健康センターや保健所，病院・診療所・歯科診療所，助産所などで実施されている。母子保健の目的は，すべての子どもが健やかに成長できる地域社会の実現であり，基本的方向性を示すものとして，「健やか親子21（第2次）」が策定されている（図8−3）。

　保育者はこれらの諸サービスの内容を理解したうえで，日々の子どもへの保健活動や保護者支援，地域の子育て支援にあたらなくてはならない。

　母子保健対策として，健康診査・保健指導・療養援護・医療対策などの措置を講じ，思春期から妊娠，出産，新生児期，乳幼児期までを総合的に進めることをめざして体系化が図られている（図8−4）。これらは，市町村保健センター，母子健康センターや保健所，病院・診療所・歯科診療所，助産所などで実施されている。

　子育ては，家庭と保育施設を含む地域社会における日々の暮らしの中で行われるものであり，母子保健や子育て支援施策等の専門領域ごとに分断されるものではない。また，妊産婦や乳幼児，その家庭の状況は経過によって変わるものである。この認識に立って2014（平成26）年から実施されている母子保健（妊娠・出産包括支援）事業と，2015（平成27）年

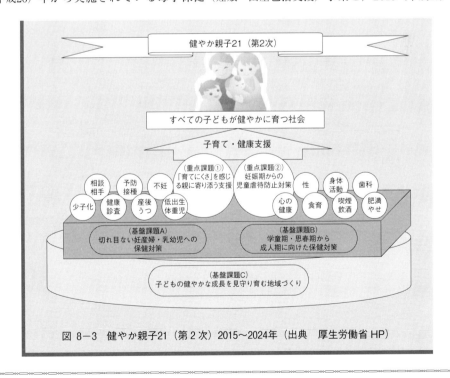

図8−3　健やか親子21（第2次）2015〜2024年（出典　厚生労働省HP）

＊3　地域保健，母子保健における自治体との連携

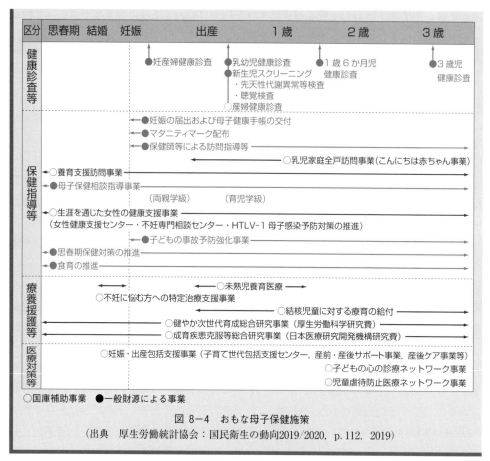

図 8-4　おもな母子保健施策
（出典　厚生労働統計協会：国民衛生の動向2019/2020，p.112，2019）

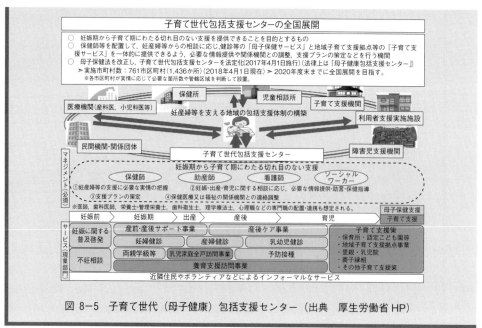

図 8-5　子育て世代（母子健康）包括支援センター（出典　厚生労働省 HP）

から開始された子ども・子育て支援新制度の利用者支援や子育て支援などを包括的に運営する機能を担う妊娠期から子育て期にわたる切れ目のない支援を行う「子育て世代包括支援センター」（法律上の名称は「母子健康包括支援センター」）が新たに規定され，2020（令和2）年度末までに全国展開される。保育施設は，この「子育て支援機関」の位置づけとなっている（図8-5）。

4 家庭や地域，地域の専門機関等との連携

（1）家庭や地域との連携

　子どもの発達を支えるためには，保育施設と家庭および地域社会における生活体験が充実したものであり，相互に結びつくことが重要である。保育所保育指針「第2章　保育の内容」において「保育の実施に関して留意すべき事項」として以下のように述べられている。

（3）　家庭及び地域社会との連携

　子どもの生活の連続性を踏まえ，家庭及び地域社会と連携して保育が展開されるよう配慮すること。その際，家庭や地域の機関及び団体の協力を得て，地域の自然，高齢者や異年齢の子ども等を含む人材，行事，施設等の地域の資源を積極的に活用し，豊かな生活体験をはじめ保育内容の充実が図られるよう配慮すること。

　つまりは，保育施設における遊びや活動が，家庭や地域社会での生活に活かされるとともに，家庭や地域社会などの身近な環境において，子どもが経験したことが，保育施設での生活に活かされるようにすることが大切である。

　しかし，2019（令和元）年5月に，滋賀県大津市において，保育施設外での移動中に，園児2名が亡くなる事故が発生した。保育施設の対応に問題のある点は確認されていないが，保育中の事故および安全対策について考えさせられる，痛ましい事故であった。

　保育施設外での活動は，子どもが身近な自然や，地域の人びとの生活にふれ，豊かな体験を得ることができる，保育において重要な活動である。安全に配慮することで活動が自粛されてしまうことのないよう，移動も含め，地域と連携のもと安全に十分配慮しつつ，積極的に取り組むことが必要である。

　日頃から身近な地域社会の実情を把握しておくと同時に，地域から保育施設の存在やその役割を認知してもらうよう働きかけることで，地域の資源から協力を得ることが可能となる。保育施設外で活動するにあたっては，子どもや保育について理解や親しみをもって，地域の人びとから見守られていることが前提となる。

　地域社会との積極的な交流や，保育に関する情報の発信など，地域と密に連携を図りながら，安心・安全を前提に子どもの生活がより充実したものになるようなとり組みが求め

表 8−1　専門機関との連携

連携の分野	連携機関・対象	連携の内容
①保健医療における連携	保健センター，保健所，医療機関	・保育の場で必要な子どもの健康や安全に関する情報・技術の提供。 ・保育施設の嘱託医・歯科医による連携機関と情報交換。 ※守秘義務に注意。
②母子保健サービスにおける連携	乳幼児健康診査（1歳までの乳児期，1歳6か月児，3歳児）や乳児家庭全戸訪問事業（こんにちは赤ちゃん事業）等の訪問事業など，市町村が実施する各種保健サービス	・子どもの健康状態，発育・発達状態に関する情報から子どもの状態をより正確に把握。 ・保護者の了解の下に，母子健康手帳も活用。
③食育のとり組みにおける連携	子どもの家庭，地域住民，地域の保健センター・保健所・医療機関，学校等社会教育機関，地域の食に関する産業	・保育の場で食育をより豊かに展開するための連携・協力。 ・栄養士が配置されている施設では，専門性を十分に発揮し，各機関との積極的な連絡・調整業務。
④個別的な配慮を要する子どもに関する連携	医療機関，療育機関	・医療・療育に携わる専門職からの情報収集。専門的な対応や知識・技術を学ぶ機会ともとらえる。 ・保育の場での日々の子どもの様子等の情報提供。相互に子ども理解を促進し深める。
⑤虐待防止等に関する連携	市町村の関係部門（保健センター・児童福祉部門），児童相談所，子どものいる家庭，要保護児童対策地域協議会（子どもを守る地域ネットワーク）	・保育の場で，不適切な養育や虐待等の疑いのある子ども・気になる子どもを発見した場合は，早期に連絡。同時に子どもの保護や保護者への対応。 ・地方自治体が設置する要保護児童対策地域協議会（子どもを守る地域ネットワーク）への積極的参画・協力。
⑥災害等発生時における連携	保護者，地域住民，地域の医療機関・保健センター・保健所・警察・消防等	・保育施設内外の事故・災害発生や，災害訓練時および不審者の侵入等の事態に備えて，各機関との密接な協力や支援に関わる連携体制を整備。
⑦小学校との連携	小学校	・保育の場での健康状態，発育・発達状態，既往症や事故の状態等の提供。 ・子どもの卒園後の保健活動等に役立つこともあるので，保護者の了解の下に対応。

注）個人情報のとり扱いには十分注意すること。

られる。家庭と地域社会とのたゆまぬ連携が構築されることで，子育ては成立しているのである。

（2）地域の専門機関との連携

　保育施設における健康や安全の対応について，個々の保育施設や関連団体だけでは解決できない問題が増えており，そのために地域の多くの専門家を含む支援体制が必要となっている。その連携の分野および連携機関，内容は表8－1のとおりである。

【演習課題】

1．保育者と調理師・栄養士，看護職，嘱託医との連携にはどのような場面が想定されるか，それぞれあげてみよう。
2．保育施設と自治体の連携機関にはどのようなものがあり，どのような連携がなされているのか，自分の住んでいる市区町村を調べてみよう。

●参 考 文 献
・厚生労働省：保育所保育指針解説，2018
・厚生の指標（増刊）国民衛生の動向（2019／2020），厚生労働統計協会，2019
・松本峰雄監修：子どもの保健と安全演習ブック，ミネルヴァ書房，2020
・柳川　洋・中村好一編：公衆衛生マニュアル2020，南山堂，2020
・厚生労働省：平成30年版厚生労働白書，2019

「リスクコミュニケーション」を推進！

　リスクに関与する全関係者間における情報や意見の相互交換がリスクコミュニケーションである。
　園で不測の事態が起きてから関係者に協力を仰いだり，理解を求めたりするのではなく，日頃からミーティング，保健だより，保健行事などといった機会を通じて，万が一不測の事態が発生したときにも，適切な対応ができるような体制を構築していく。
　保育者同士，医師や看護職者，栄養士や調理員，保護者，地域の人びとなどあらゆる関係者が，いざという子どものリスクに備えて，ともに信頼し合い問題解決のためにとり組む関係性を築き，子どもの安全を守るための保育の場における健康・安全の実施体制づくりをめざすためのものである。

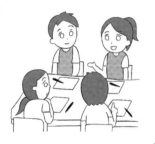

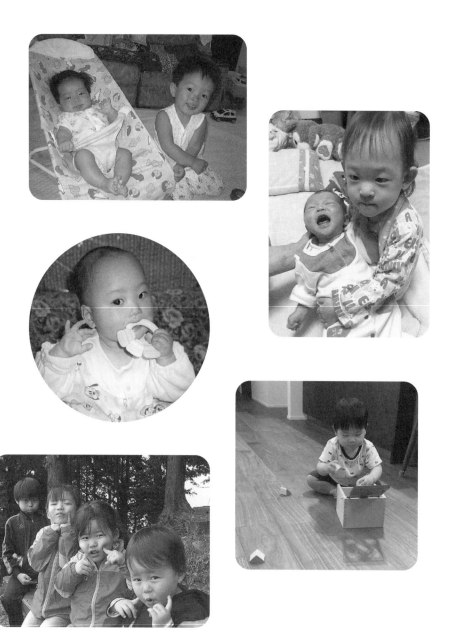

＊第 8 章　健康および安全管理の実施体制

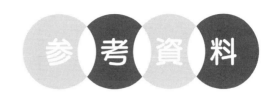

●参考資料① 乳幼児身体発育曲線
（体重）

【男子】

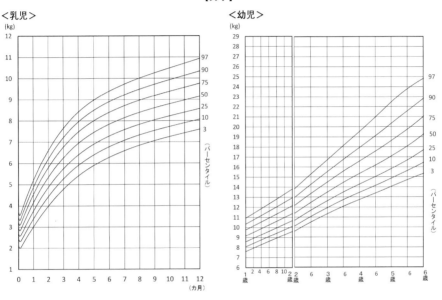

【女子】

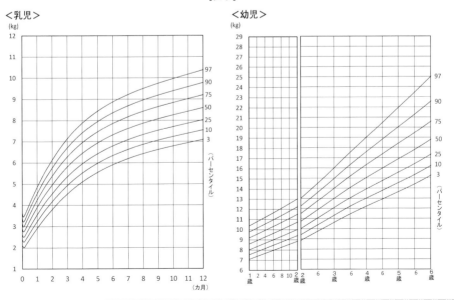

（身長）

【男子】

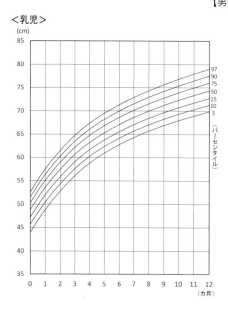

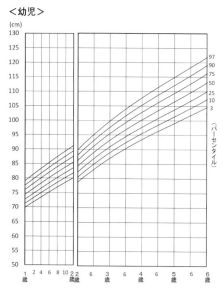

【女子】

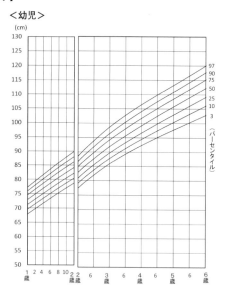

（胸囲）

【男子】

＜乳児＞
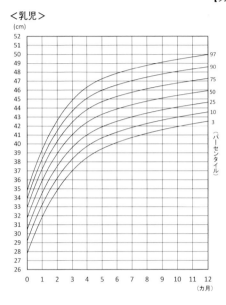

＜幼児＞
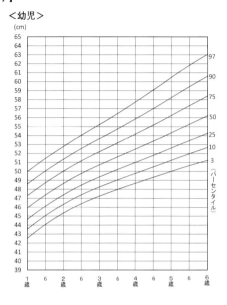

【女子】

＜乳児＞
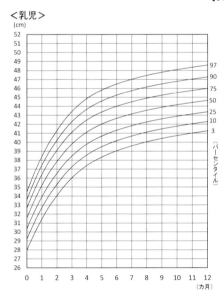

＜幼児＞
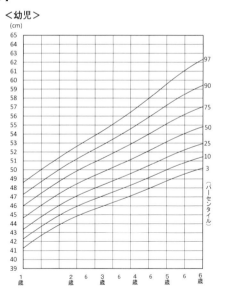

（頭囲）

【男子】

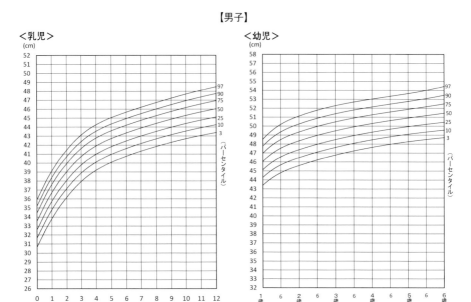

【女子】

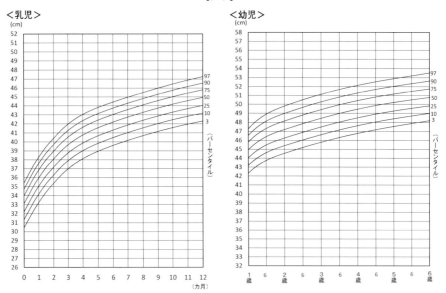

（参考資料①：出典　厚生労働省：平成22年乳幼児身体発育調査報告書）

＊参考資料

●参考資料②　保育所保育指針　2018年改定（抄）
「第1章　総則　1」「第3章　健康及び安全」

第1章　総則

　この指針は，児童福祉施設の設備及び運営に関する基準（昭和23年厚生省令第63号。以下「設備運営基準」という。）第35条の規定に基づき，保育所における保育の内容に関する事項及びこれに関連する運営に関する事項を定めるものである。各保育所は，この指針において規定される保育の内容に係る基本原則に関する事項等を踏まえ，各保育所の実情に応じて創意工夫を図り，保育所の機能及び質の向上に努めなければならない。

1　保育所保育に関する基本原則

(1) 保育所の役割

　ア　保育所は，児童福祉法（昭和22年法律第164号）第39条の規定に基づき，保育を必要とする子どもの保育を行い，その健全な心身の発達を図ることを目的とする児童福祉施設であり，入所する子どもの最善の利益を考慮し，その福祉を積極的に増進することに最もふさわしい生活の場でなければならない。

　イ　保育所は，その目的を達成するために，保育に関する専門性を有する職員が，家庭との緊密な連携の下に，子どもの状況や発達過程を踏まえ，保育所における環境を通して，養護及び教育を一体的に行うことを特性としている。

　ウ　保育所は，入所する子どもを保育するとともに，家庭や地域の様々な社会資源との連携を図りながら，入所する子どもの保護者に対する支援及び地域の子育て家庭に対する支援等を行う役割を担うものである。

　エ　保育所における保育士は，児童福祉法第18条の4の規定を踏まえ，保育所の役割及び機能が適切に発揮されるように，倫理観に裏付けられた専門的知識，技術及び判断をもって，子どもを保育するとともに，子どもの保護者に対する保育に関する指導を行うものであり，その職責を遂行するための専門性の向上に絶えず努めなければならない。

(2) 保育の目標

　ア　保育所は，子どもが生涯にわたる人間形成にとって極めて重要な時期に，その生活時間の大半を過ごす場である。このため，保育所の保育は，子どもが現在を最も良く生き，望ましい未来をつくり出す力の基礎を培うために，次の目標を目指して行わなければならない。

　　(ｱ)　十分に養護の行き届いた環境の下に，くつろいだ雰囲気の中で子どもの様々な欲求を満たし，生命の保持及び情緒の安定を図ること。

　　(ｲ)　健康，安全など生活に必要な基本的な習慣や態度を養い，心身の健康の基礎を培うこと。

　　(ｳ)　人との関わりの中で，人に対する愛情と信頼感，そして人権を大切にする心を育てるとともに，自主，自立及び協調の態度を養い，道徳性の芽生えを培うこと。

　　(ｴ)　生命，自然及び社会の事象についての興味や関心を育て，それらに対する豊かな心情や思考力の芽生えを培うこと。

　　(ｵ)　生活の中で，言葉への興味や関心を育て，話したり，聞いたり，相手の話を理解しようとするなど，言葉の豊かさを養うこと。

　　(ｶ)　様々な体験を通して，豊かな感性や表現力を育み，創造性の芽生えを培うこと。

　イ　保育所は，入所する子どもの保護者に対し，その意向を受け止め，子どもと保護者の安定した関係に配慮し，保育所の特性や保育士等の専門性を生かして，その援助に当たらなければならない。

(3) 保育の方法

　保育の目標を達成するために，保育士等は，次の事項に留意して保育しなければならない。

　ア　一人一人の子どもの状況や家庭及び地域社会での生活の実態を把握するとともに，子どもが安心感と信頼感をもって活動できるよう，子どもの主体としての思いや願いを受け止めること。

　イ　子どもの生活のリズムを大切にし，健康，安全で情緒の安定した生活ができる環境や，自己を十分に発揮できる環境を整えること。

　ウ　子どもの発達について理解し，一人一人の発達過程に応じて保育すること。その際，子どもの個人差に十分配慮すること。

　エ　子ども相互の関係づくりや互いに尊重する心を大切にし，集団における活動を効果あるものにするよう援助すること。

　オ　子どもが自発的・意欲的に関われるような環境を構成し，子どもの主体的な活動や子ども相互の関わりを大切にすること。特に，乳幼児期にふさわしい体験が得られるように，生活や遊びを通して総合的に保育すること。

　カ　一人一人の保護者の状況やその意向を理解，受容し，それぞれの親子関係や家庭生活等に配慮しな

がら，様々な機会をとらえ，適切に援助すること。
(4) 保育の環境
　保育の環境には，保育士等や子どもなどの人的環境，施設や遊具などの物的環境，更には自然や社会の事象などがある。保育所は，こうした人，物，場などの環境が相互に関連し合い，子どもの生活が豊かなものとなるよう，次の事項に留意しつつ，計画的に環境を構成し，工夫して保育しなければならない。
　ア　子ども自らが環境に関わり，自発的に活動し，様々な経験を積んでいくことができるよう配慮すること。
　イ　子どもの活動が豊かに展開されるよう，保育所の設備や環境を整え，保育所の保健的環境や安全の確保などに努めること。
　ウ　保育室は，温かな親しみとくつろぎの場となるとともに，生き生きと活動できる場となるように配慮すること。
　エ　子どもが人と関わる力を育てていくため，子ども自らが周囲の子どもや大人と関わっていくことができる環境を整えること。
(5) 保育所の社会的責任
　ア　保育所は，子どもの人権に十分配慮するとともに，子ども一人一人の人格を尊重して保育を行わなければならない。
　イ　保育所は，地域社会との交流や連携を図り，保護者や地域社会に，当該保育所が行う保育の内容を適切に説明するよう努めなければならない。
　ウ　保育所は，入所する子ども等の個人情報を適切に取り扱うとともに，保護者の苦情などに対し，その解決を図るよう努めなければならない。

第3章　健康及び安全
　保育所保育において，子どもの健康及び安全の確保は，子どもの生命の保持と健やかな生活の基本であり，一人一人の子どもの健康の保持及び増進並びに安全の確保とともに，保育所全体における健康及び安全の確保に努めることが重要となる。また，子どもが，自らの体や健康に関心をもち，心身の機能を高めていくことが大切である。このため，第1章及び第2章等の関連する事項に留意し，次に示す事項を踏まえ，保育を行うこととする。
1　子どもの健康支援
(1) 子どもの健康状態並びに発育及び発達状態の把握
　ア　子どもの心身の状態に応じて保育するために，子どもの健康状態並びに発育及び発達状態について，定期的・継続的に，また，必要に応じて随時，把握すること。
　イ　保護者からの情報とともに，登所時及び保育中を通じて子どもの状態を観察し，何らかの疾病が疑われる状態や傷害が認められた場合には，保護者に連絡するとともに，嘱託医と相談するなど適切な対応を図ること。看護師等が配置されている場合には，その専門性を生かした対応を図ること。
　ウ　子どもの心身の状態等を観察し，不適切な養育の兆候が見られる場合には，市町村や関係機関と連携し，児童福祉法第25条に基づき，適切な対応を図ること。また，虐待が疑われる場合には，速やかに市町村又は児童相談所に通告し，適切な対応を図ること。
(2) 健康増進
　ア　子どもの健康に関する保健計画を全体的な計画に基づいて作成し，全職員がそのねらいや内容を踏まえ，一人一人の子どもの健康の保持及び増進に努めていくこと。
　イ　子どもの心身の健康状態や疾病等の把握のために，嘱託医等により定期的に健康診断を行い，その結果を記録し，保育に活用するとともに，保護者が子どもの状態を理解し，日常生活に活用できるようにすること。
(3) 疾病等への対応
　ア　保育中に体調不良や傷害が発生した場合には，その子どもの状態等に応じて，保護者に連絡するとともに，適宜，嘱託医や子どものかかりつけ医等と相談し，適切な処置を行うこと。看護師等が配置されている場合には，その専門性を生かした対応を図ること。
　イ　感染症やその他の疾病の発生予防に努め，その発生や疑いがある場合には，必要に応じて嘱託医，市町村，保健所等に連絡し，その指示に従うとともに，保護者や全職員に連絡し，予防等について協力を求めること。また，感染症に関する保育所の対応方法等について，あらかじめ関係機関の協力を得ておくこと。看護師等が配置されている場合には，その専門性を生かした対応を図ること。
　ウ　アレルギー疾患を有する子どもの保育については，保護者と連携し，医師の診断及び指示に基づき，適切な対応を行うこと。また，食物アレルギーに関して，関係機関と連携して，当該保育所の体制構築など，安全な環境の整備を行うこと。看護師や栄養士等が配置されている場合には，その専門性を生かした対応を図ること。
　エ　子どもの疾病等の事態に備え，医務室等の環境を整え，救急用の薬品，材料等を適切な管理の下に常備し，全職員が対応できるようにしておくこと。

2 食育の推進
(1) 保育所の特性を生かした食育
ア 保育所における食育は，健康な生活の基本としての「食を営む力」の育成に向け，その基礎を培うことを目標とすること。

イ 子どもが生活と遊びの中で，意欲をもって食に関わる体験を積み重ね，食べることを楽しみ，食事を楽しみ合う子どもに成長していくことを期待するものであること。

ウ 乳幼児期にふさわしい食生活が展開され，適切な援助が行われるよう，食事の提供を含む食育計画を全体的な計画に基づいて作成し，その評価及び改善に努めること。栄養士が配置されている場合は，専門性を生かした対応を図ること。

(2) 食育の環境の整備等
ア 子どもが自らの感覚や体験を通して，自然の恵みとしての食材や食の循環・環境への意識，調理する人への感謝の気持ちが育つように，子どもと調理員等との関わりや，調理室など食に関わる保育環境に配慮すること。

イ 保護者や地域の多様な関係者との連携及び協働の下で，食に関する取組が進められること。また，市町村の支援の下に，地域の関係機関等との日常的な連携を図り，必要な協力が得られるよう努めること。

ウ 体調不良，食物アレルギー，障害のある子どもなど，一人一人の子どもの心身の状態等に応じ，嘱託医，かかりつけ医等の指示や協力の下に適切に対応すること。栄養士が配置されている場合は，専門性を生かした対応を図ること。

3 環境及び衛生管理並びに安全管理
(1) 環境及び衛生管理
ア 施設の温度，湿度，換気，採光，音などの環境を常に適切な状態に保持するとともに，施設内外の設備及び用具等の衛生管理に努めること。

イ 施設内外の適切な環境の維持に努めるとともに，子ども及び全職員が清潔を保つようにすること。また，職員は衛生知識の向上に努めること。

(2) 事故防止及び安全対策
ア 保育中の事故防止のために，子どもの心身の状態等を踏まえつつ，施設内外の安全点検に努め，安全対策のために全職員の共通理解や体制づくりを図るとともに，家庭や地域の関係機関の協力の下に安全指導を行うこと。

イ 事故防止の取組を行う際には，特に，睡眠中，プール活動・水遊び中，食事中等の場面では重大事故が発生しやすいことを踏まえ，子どもの主体的な活動を大切にしつつ，施設内外の環境の配慮や指導の工夫を行うなど，必要な対策を講じること。

ウ 保育中の事故の発生に備え，施設内外の危険箇所の点検や訓練を実施するとともに，外部からの不審者等の侵入防止のための措置や訓練など不測の事態に備えて必要な対応を行うこと。また，子どもの精神保健面における対応に留意すること。

4 災害への備え
(1) 施設・設備等の安全確保
ア 防火設備，避難経路等の安全性が確保されるよう，定期的にこれらの安全点検を行うこと。

イ 備品，遊具等の配置，保管を適切に行い，日頃から，安全環境の整備に努めること。

(2) 災害発生時の対応体制及び避難への備え
ア 火災や地震などの災害の発生に備え，緊急時の対応の具体的内容及び手順，職員の役割分担，避難訓練計画等に関するマニュアルを作成すること。

イ 定期的に避難訓練を実施するなど，必要な対応を図ること。

ウ 災害の発生時に，保護者等への連絡及び子どもの引渡しを円滑に行うため，日頃から保護者との密接な連携に努め，連絡体制や引渡し方法等について確認をしておくこと。

(3) 地域の関係機関等との連携
ア 市町村の支援の下に，地域の関係機関との日常的な連携を図り，必要な協力が得られるよう努めること。

イ 避難訓練については，地域の関係機関や保護者との連携の下に行うなど工夫すること。

●参考資料③　講義「子どもの健康と安全」の参考資料

厚生労働省 HP：平成28年度保育所等事故予防研修会動画および資料
https://www.mhlw.go.jp/stf/seisakunitsuite/bunya/0000183114.html

- ・子どもの予防接種と感染症対策
- ・保育所等におけるアレルギー対応テキスト編
- ・事故発生時の対応
- ・子どもの発達と事故予防
- ・保育所等におけるアレルギー対応
- ・事故防止のための取り組み
- ・事故の再発防止のための事後的な検証

*参考資料

●参考資料④　保育に関連する指針等

指針等	掲載 URL
保育所保育指針 2017年 3 月	https://www.mhlw.go.jp/file/06-Seisakujouhou-11900000-Koyoukintoujidoukateikyoku/0000160000.pdf
保育所保育指針解説 2018年 2 月	https://www.mhlw.go.jp/file/06-Seisakujouhou-11900000-Koyoukintoujidoukateikyoku/0000202211.pdf
幼稚園教育要領 2017年 3 月	https://www.mext.go.jp/content/1384661_3_2.pdf
幼稚園教育要領解説 2018年 2 月	https://www.mext.go.jp/content/1384661_ 3 _3.pdf
幼保連携型認定こども園 教育・保育要領 2017年 3 月	https://www8.cao.go.jp/shoushi/kodomoen/pdf/kokujibun.pdf
幼保連携型認定こども園 教育・保育要領解説 2018年 3 月	https://www8.cao.go.jp/shoushi/kodomoen/pdf/youryou_kaisetsu.pdf
学校保健安全法	https://elaws.e-gov.go.jp/　（e-GOV法令検索）

●参考資料⑤　保育に関連する各種ガイドライン

ガイドライン等	内　容	掲載 URL
厚生労働省 保育所における感染症対策ガイドライン2018年 改訂版（2021（令和 3 ）年 8 月一部改訂）	乳幼児の特性を踏まえた，保育所における感染症対策の基本。 ※資料 1	https://www.mhlw.go.jp/content/000859676.pdf
厚生労働省 保育所におけるアレルギー対応ガイドライン 2019年改訂版	アレルギー疾患を有する子どもの適切な対応や保育での取り組み。 ※資料 2	https://www.mhlw.go.jp/content/000511242.pdf
厚生労働省 保育所における食事の提供ガイドライン 2012年	乳幼児の発育・発達の過程に応じた，計画的な食事の提供や食育実施，食にかかわる環境の配慮など。	https://www.mhlw.go.jp/bunya/kodomo/pdf/shokujiguide.pdf
内閣府・文部科学省・厚生労働省 教育・保育施設等における事故防止及び事故発生時の対応のためのガイドライン 2016年	教育・保育施設での重大な事故防止と，事故発生時の対応。	https://www8.cao.go.jp/shoushi/shinseido/meeting/kyouiku_hoiku/pdf/guideline1.pdf
厚生労働省 授乳・離乳の支援ガイド 2019年改定版	授乳・離乳の望ましい支援のあり方についての基本的事項。 ※資料 3	https://www.mhlw.go.jp/content/11908000/000496257.pdf
厚生労働省研究班 保育の場において血液を介して感染する病気を防止するためのガイドライン 2014年	B 型肝炎・C 型肝炎に感染した子どもの保育上の注意点のまとめ。食器・おもちゃなどの扱い方や，出血した場合の対応など，判断に迷う際の対処法。	http://www.kanen.ncgm.go.jp/content/010/hoiku.pdf

※資料1

「保育所における感染症対策ガイドライン（2018年改訂版）」の概要

＜目 的＞
保育所保育指針に基づき、保育所における子どもの健康と安全の確保に資するよう、乳幼児期の特性を踏まえた感染症対策の基本を示し、保育士等が医療関係者や関係機関と連携し、感染症対策に取り組む際に活用する。

１．感染症に関する基本的事項
・乳幼児及び保育所の特性、感染症の発生要因を踏まえ、個人と集団の健康確保の観点から行う感染症対策の基本
　（１）感染症とその三大要因
　（２）保育所における感染症対策
　（３）学校における感染症対策

２．感染症の予防
・感染者への対応、各感染経路の特徴と対策、予防接種の基本的事項、日常的な衛生管理の具体的方法等
　（１）感染予防
　　ア）感染源対策　イ）感染経路別対策
　　ウ）感受性対策（予防接種等）　エ）健康教育
　（２）衛生管理
　　ア）施設内外の衛生管理　イ）職員の衛生管理

３．感染症の疑い時・発生時の対応
・感染症の早期発見、発生時の処置、家庭や地域との連携、罹患後の登園再開に係る基本的な考え方と具体的な手順等
　（１）感染症の疑いのある子どもへの対応
　（２）感染症発生時の対応
　（３）罹患した子どもが登園する際の対応

４．感染症対策の実施体制
・保育所内の組織的取組、保健所等の関係機関との連携等、保育所内外における実施体制整備の重要性
　（１）記録の重要性
　（２）医療関係者の役割等
　　ア）嘱託医の役割と責務　イ）看護師等の役割と責務
　（３）関係機関との連携　（４）関連情報の共有と活用
　（５）子どもの健康支援の充実

別添1　具体的な感染症と主な対策（特に注意すべき感染症）　（個別の感染症ごとの症状、予防・治療方法、感染拡大防止策等）
別添2　保育所における消毒の種類と方法　（消毒薬の種類・用途及び希釈方法等）
別添3　子どもの病気～症状に合わせた対応～　（発熱や嘔吐等、症状に応じた具体的な対応方法や留意事項等）
別添4　医師の意見書及び保護者の登園届　（罹患後の登園再開に関する基本的考え方を踏まえた書類の参考様式等）
参 考　感染症対策に資する公表情報　（感染症対策に資する公表情報のURL）
関係法令等　（保育所保育指針、学校保健安全法、感染症法等）

※資料2

「保育所におけるアレルギー対応ガイドライン（2019年改訂版）」の概要

＜目 的＞
保育所保育指針に基づき、保育所における子どもの健康と安全の確保に資するよう、乳幼児期の特性を踏まえたアレルギー対応の基本を示し、保育士等の職員が医療関係者や関係機関との連携の下、各保育所においてアレルギー対応に取り組む際に活用する。

第Ⅰ部：基本編

１．保育所におけるアレルギー対応の基本
○乳幼児期のアレルギー疾患、保育所における対応の基本原則、生活管理指導表の活用、緊急時の対応（「エピペン®」使用）　等
　（１）アレルギー疾患とは
　（２）保育所における基本的なアレルギー対応
　　ア）基本原則　イ）生活管理指導表の活用
　　ウ）主な疾患の特徴と保育所の対応の基本
　（３）緊急時の対応
　　（アナフィラキシーが起こったとき（「エピペン®」使用））

２．アレルギー疾患対策の実施体制
○記録の重要性（事故防止の取組）、災害への備え、保育所内外の関係者の役割、関係機関との連携・情報共有　等
　（１）保育所における各職員の役割
　　ア）施設長（管理者）イ）保育士
　　ウ）調理担当者　エ）看護師　オ）栄養士
　（２）関係者の役割と関係機関との連携
　　ア）医療関係者の役割
　　イ）行政の役割と関係機関との連携

３．食物アレルギーへの対応
○原因食品の完全除去による対応（安全を最優先）、誤食の発生要因と対応、食育活動と誤食との関係　等
　（１）保育所における食事提供の原則
　　（除去食の考え方等）
　　・組織的対応、完全除去、安全配慮
　（２）誤食の防止
　　・誤食の発生要因と対応
　　・食育活動と誤食との関係

第Ⅱ部：実践編（生活管理指導表に基づく対応の解説）
※生活管理指導表：保育所におけるアレルギー対応に関する、子どもを中心に据えた、医師と保護者、保育所の重要な"コミュニケーションツール"
○乳幼児がかかりやすい代表的なアレルギー疾患ごとに、概要（特徴、原因、症状、治療）を明記した上で、「生活管理指導表」に基づく適切な対応に資するよう、「病型・治療」欄の解説、保育所での生活上の留意点に求められる具体的な対応を解説。
　（１）食物アレルギー・アナフィラキシー　（２）気管支ぜん息　（３）アトピー性皮膚炎　（４）アレルギー性結膜炎　（５）アレルギー性鼻炎

参考様式　保育所におけるアレルギー疾患生活管理指導表（アレルギー疾患を有する子どもへの対応に関する医師の診断指示を記載）
　緊急時個別対応票（アナフィラキシー発症等、緊急時対応のための事前確認及び対応時の記録）
　除去解除申請書（食物アレルギーの除去食対応における解除申請の書類）
参考情報　アレルギー疾患対策に資する公表情報（関連する公表情報URL）
関係法令等　保育所保育指針、アレルギー疾患対策基本法、アレルギー疾患対策の推進に関する基本的な方針　等

※資料3

「授乳・離乳の支援ガイド」について

１．背 景
○本ガイドについては、授乳及び離乳の望ましい支援の在り方について、妊産婦や子どもに関わる保健医療従事者を対象に、所属する施設や専門領域が異なっても、基本的事項を共有し一貫した支援を進めるために、平成19年3月に作成。
○本ガイドの作成から約10年が経過するなかで、科学的知見の集積、育児環境や就業状況の変化、母子保健施策の充実等、授乳及び離乳を取り巻く社会環境等の変化がみられたことから、有識者による研究会を開催し、本ガイドの内容の検証及び改定を検討。

２．ガイドの基本的な考え方
（１）授乳及び離乳を通じた育児支援の視点を重視。親子の個別性を尊重するとともに、近年ではインターネット等の様々な情報がある中で、慣れない授乳及び離乳において生じる不安やトラブルに対し、母親等の気持ちや感情を受けとめ、寄り添いを重視した支援の促進。

（２）妊産婦や子どもに関わる多機関、多職種の保健医療従事者※が授乳及び離乳に関する基本的事項を共有し、妊娠中から離乳の完了に至るまで、支援内容が異なることのないよう一貫した支援を推進。

※医療機関、助産所、保健センター等の医師、助産師、保健師、管理栄養士等

３．改定の主なポイント
（１）授乳・離乳を取り巻く最新の科学的知見等を踏まえた適切な支援の充実
食物アレルギーの予防や母乳の利点等の乳幼児の栄養素摂取等に関する最新の知見を踏まえた支援の在り方や、新たに流通する乳児用液体ミルクに関する情報の記載。

（２）授乳開始から授乳リズムの確立時期の支援内容の充実
母親の不安に寄り添いつつ、母子の個別性に応じた支援により、授乳リズムを確立できるよう、子育て世代包括支援センター等を活用した継続的な支援や情報提供の記載。

（３）食物アレルギー予防に関する支援の充実
従来のガイドでは参考として記載していたものを、近年の食物アレルギー児の増加や科学的知見等を踏まえ、アレルゲンとなりうる食品の適切な摂取時期の提示や、医師の診断に基づいた授乳及び離乳の支援について新たな項目として記載。

（４）妊娠期からの授乳・離乳等に関する情報提供の在り方
妊婦健康診査や両親学級、3～4か月健康診査等の母子保健事業等を活用し、授乳方法や離乳開始時期等、妊娠から離乳完了までの各時期に必要な情報を記載。

●参考資料⑥　保育施設における新型コロナウイルス対応関連情報

○新型コロナウイルス感染症について

厚生労働省 HP：https://www.mhlw.go.jp/stf/seisakunitsuite/bunya/0000164708_00001.html

〈3つの密を避けましょう〉　出典：首相官邸 HP より

新型コロナウイルスの感染拡大防止にご協力をおねがいします

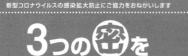

3つのミツを避けるための手引き！

- ● 新型コロナウイルスの感染拡大を防ぐため、咳エチケット、手指衛生等に加え、「3つの密（密閉・密集・密接）」を避けてください。

- ● 3つの密が重ならない場合でも、リスクを低減するため、できる限り「ゼロ密」を目指しましょう。

- ● 屋外でも、密集・密接には、要注意。人混みに近づいたり、大きな声で話しかけることなどは避けましょう。

首相官邸　厚生労働省　■厚生労働省フリーダイヤル
厚労省 コロナ 検索　0120-565653

新型コロナウイルスの感染拡大防止にご協力をおねがいします

❶「密閉」空間にしないよう、こまめな換気を！

「部屋が広ければ大丈夫」、「狭い部屋は危険」というものではありません。カギは「換気の程度」です。WHOも、空気感染を起こす「結核・はしかの拡散」と「換気回数の少なさ」の関連を認めています。

窓がある場合
- ・風の流れができるよう、2方向の窓を、1回、数分間程度、全開にしましょう。換気回数は毎時2回以上を確保しましょう。
- ・窓が1つしかない場合でも、入口のドアを開ければ、窓とドアの間で空気が流れます。扇風機や換気扇を併用したり工夫すれば、換気の効果はさらに上がります。

機械換気がある場合
- ・窓がない施設でも、建物の施設管理者は、法令により感染症を防止するために合理的な換気量を保つような維持管理に努めるよう定められています。
注）ビル管理法により、不特定多数の方が利用する施設では、空気環境の調整により、一人当たり換気量（毎時約30㎥）を確保するよう努めなければなりません。
- ・したがって、地下や窓のない高所の施設であっても、換気設備（業務用エアコン等）によって換気されていることが通常のため、過剰に心配することはありません。
- ・しかし油断は禁物です。換気量をさらに増やすことは予防に有効です。冷暖房効率は悪くなりますが、窓やドアを開けたり、換気設備の外気取入れ量を増やしましょう。また、一部屋当たりの人数を減らしましょう。
- ・通常の家庭用エアコンは、空気を循環させるだけで、換気を行っていません。別途、換気を確保してください。また、一般的な空気清浄機は、通過する空気量が換気量に比べて少ないことから、新型コロナウイルス対策への効果は不明です。

乗り物の場合
- ・乗用車やトラックなどのエアコンでは、「内気循環モード」ではなく「外気モード」にしましょう。
- ・電車やバス等の公共交通機関でも、窓開けに協力しましょう。

首相官邸　厚生労働省　■厚生労働省フリーダイヤル
厚労省 コロナ 検索　0120-565653

新型コロナウイルスの感染拡大防止にご協力をおねがいします

❷「密集」しないよう、人と人の距離を取りましょう！

- ・他の人とは互いに手を伸ばして届かない十分な距離（2メートル以上）を取りましょう。

- ・スーパーのレジなどで列に並んでいるとき、前の人に近づきすぎないよう注意しましょう。

- ・飲食店の座席では、隣の人と一つ飛ばしに座ると、距離を確保しやすいです。
  また、真向かいに座らず、互い違いに座るのも有効です。
  店舗の責任者は、椅子の数や配置を工夫して、十分な距離を保ちましょう。

- ・エレベーターでは、多くの人が密集しがちです。混みあっているときは、一本遅らせましょう。また、健康のためにも、階の上下には階段の利用に努めましょう。

- ・職場は、工夫してテレワークへ転換しましょう。導入に向けた支援策もあります。
https://www.mhlw.go.jp/stf/seisakunitsuite/bunya/0000164708_00001.html#hatarakukata

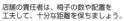
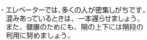

首相官邸　厚生労働省　■厚生労働省フリーダイヤル
厚労省 コロナ 検索　0120-565653

新型コロナウイルスの感染拡大防止にご協力をおねがいします

❸「密接」した会話や発声は、避けましょう！

- ・密接した会話や発声は、ウイルスを含んだ飛沫を飛び散らせがちです。WHOは「5分間の会話で1回の咳と同じくらいの飛まつ（約3,000個）が飛ぶ」と報告しています。

- ・対面での会議や面談が避けられない場合には、十分な距離を保ち、マスクを着用しましょう。

- ・エレベーターや電車の中などでは、距離が近づかざるを得ない場合があります。会話や、携帯電話による通話を慎みましょう。

- ・飲食店では、マスクを外す時間が長くなりがちです。外している間に飛沫が飛ぶことを抑えるには、例えば多人数での会食のように、大声にならざるを得ない催しは慎みましょう。家族以外の多人数での会食などは避けましょう。
注）「多人数」とは10人以上を想定していますが、なるべく少ない方が良いです。

- ・スポーツジムなど、多人数かつ室内で呼気が激しくなるような運動を行うことは避けましょう。

- ・喫煙も、近くにいる人との「密」に、ことのほか注意して下さい。

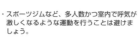

首相官邸　厚生労働省　■厚生労働省フリーダイヤル
厚労省 コロナ 検索　0120-565653

○新型コロナウイルス感染症対策に関する保育所等に関する Q&A（第十八報）（抜粋）

（令和4年9月13日現在）
厚生労働省HP：https://www.mhlw.go.jp/content/11920000/000989536.pdf

（感染症の予防について）

問5-1 新型コロナウイルス感染症を予防のために注意すべきことはあるか。

○まずは，一般的な感染症対策や健康管理を心がけてください。最も重要な対策は手洗い等により手指を清潔に保つことです。具体的には，石けんを用いた流水による手洗いや手指消毒用アルコールによる消毒などを行ってください（適切な手洗いの手順等については『保育所における感染症対策ガイドライン（2018年改訂版（2021年8月一部改訂））』のP14等を御参照ください。）。また，新型コロナウイルス感染症対策として，手が触れる机やドアノブなど物の表面には，消毒用アルコールの他，次亜塩素酸ナトリウム，亜塩素酸水による消毒が有効です。

また，季節を問わず，新型コロナウィルス対策には，こまめに換気を行うとともに，施設全体の換気能力を高め，効果的に換気を行うことが極めて重要です。窓開けによる換気については，2方向の窓を開け，気候上可能な限り常時，困難な場合はこまめに（1時間に2回程度，数分間程度，窓を全開にする）行うようにします。窓が1つしかない場合は，部屋のドアを開けて，扇風機などを窓の外に向けて設置すると効果的です。（略）

（登園を避けるよう要請する目安）

問6-2 発熱に関して，低年齢児の場合，一般に体温が変動しやすい。何を基準に判断すればよいか。

○発熱等が認められる場合は登園を避けるよう要請することとしていますが，発熱の判断をする際には，平熱に個人差があることについて留意することが求められます。また，今般の新型コロナウイルス感染症を発症した人の中には，あまり高い熱が出ないケースも見受けられます。子どもの個々の取扱いについては，主治医や嘱託医と相談するとともに，判断に迷う場合は市区町村と相談の上対応してください。

問7-1 発熱や呼吸器症状が有る場合は登園を避けてもらうような要請となっているが，ぜん息など，新型コロナウイルス感染症以外の疾患からくる症状で，新型コロナウイルス感染性によるものではないと医師から診断が出ている場合の取扱いはどのようにすべきか。

○新型コロナウイルス感染症の感染拡大の防止の観点から，発熱等が認められる場合は登園・出勤の回避を要請していただくことにしていますが，呼吸器症状等が新型コロナウイルス感染性によるものでないと医師が判断した場合はこの限りではありません。

問7-2 新型コロナウイルス感染症に関して，医療的ケア児の取扱いで注意すべき点は何か。

○医療のケアを必要とする子どもの中には，呼吸の障害を持ち，気管切開や人工呼吸器を使用している者もおり，肺炎等の呼吸器感染症にかかりやすい特徴があることから，主治医や嘱託医に現在の保育所等を取り巻く状況を丁寧に説明し，対応方法を相談の上，その指示に従ってください。とりわけ，地域の感染状況や，当該自治体における濃厚接触者の特定・行動制限の状況などにも留意しながら，登園の判断を行っていただくように配慮願います。また，登園時においては，特に健康観察を徹底し，日々の体調の変化に留意してください。なお，医療的ケアを必要としないものの，基礎疾患のある子どもについても同様の対応としてください。

○新型コロナウイルス感染症に関する対応ガイドラインなど

ガイドライン等	掲載URL
日本小児感染症学会 保育園における新型コロナウイルス感染症に関する手引き第3版 2022年4月18日発行	http://www.jspid.jp/nwp-content/uploads/2022/04/hoikuen_covid19_tebiki.pdf
全国保育園保健師看護師連絡会 保育現場のための新型コロナウイルス感染症対応ガイドブック第3版 2021年6月発行	https://www.hoiku-kango.jp/wp-content/uploads/2021/07/保育現場のための新型コロナウイルス感染症対応ガイドブック第3版．pdf

○小児のコロナウイルス感染症2019（COVID－19）に関する
医学的知見の現状 <small>（2020年11月11日第2報）</small>

日本小児科学会予防接種・感染症対策委員会 HP：http：//www.jpeds.or.jp/modules/activity/index.php?content_id=342

【要旨】

・COVID－19患者の中で小児が占める割合は少ないが，感染の拡大に伴ってその割合が増えてきた。
・学校や保育所におけるクラスターは起こっているが，社会全体から見ると多くなく，小児COVID－19症例の多くは家族からの感染である。
・小児は成人と比べて感染しにくい可能性が示唆された。
・小児COVID－19症例のSARS-CoV-2排泄量は，成人と比べて同程度である。
・小児COVID－19症例では，SARS-CoV-2は鼻咽頭よりも便中に長期間そして大量に排泄される。
・小児COVID－19症例は成人例と比べ軽症であり，死亡例はほとんどない。
・ほとんどの小児COVID－19症例は経過観察または対症療法が選択されている。
・小児では抗体が検出されるようになってもウイルスの排泄が続いていることがある。
・他の病原体との混合感染も少なくない。
・COVID－19罹患妊婦は非罹患妊婦よりも集中管理を要する可能性が高くなる。
・SARS-CoV-2の垂直感染は稀で，児の予後は良好である。しかし，新生児の感染は重篤化する可能性も報告されている。
・海外の数理モデリング研究や系統的レビューでは，学校や保育施設の閉鎖は流行阻止効果に乏しい可能性が指摘されている。
・教育・保育・療育・医療福祉施設等の閉鎖や大人（養育者）のストレスが小児の心身に影響を及ぼしており，COVID－19流行による周りの環境変化に関連した健康被害が問題となっている。

【図．知見のまとめ】子どものCOVID－19関連健康被害
<small>（日本小児科学会予防接種・感染症対策委員会作成）</small>

子どもは多くの場合，家庭で感染しているが，幸いほとんどの症例は軽症である。しかし，COVID－19流行に伴う社会の変化の中で様々な被害を被っている。

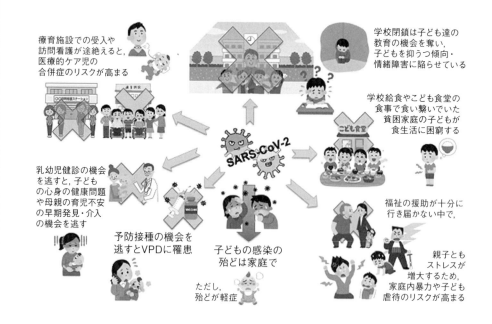

さくいん

＊さくいん

日本赤十字社では、救急法などの講習会を全国で開催しています。お問い合わせ、お申
し込み方法は、下記ホームページでご確認ください。

 日本赤十字社　● 日本赤十字社 救急法等の講習
https://www.jrc.or.jp/study/

＊さくいん

〔編著者〕

髙内正子（たかうちまさこ）　元関西学院聖和短期大学

梶　美保（かじみほ）　元皇學館大学教育学部

〔著　者〕（五十音順）

遠藤幸子（えんどうさちこ）　日本赤十字豊田看護大学看護学部

岡田眞江（おかだまさえ）　聖隷クリストファー大学看護学部

小川真由子（おがわまゆこ）　皇學館大学教育学部

木村美佳（きむらみか）　四條畷学園短期大学

佐藤洋子（さとうようこ）　北海道大学名誉教授，北海道文教大学人間科学部

長倉里加（ながくらりか）　高田短期大学

新沼正子（にいぬままさこ）　安田女子大学心理学部

森　知子（もりともこ）　関西学院聖和短期大学

渡邊悦子（わたなべえつこ）　横浜女子短期大学

保育の場で活きる
子どもの健康と安全

2020年（令和2年）7月10日　初版発行
2023年（令和5年）1月10日　第3刷発行

編著者　髙内正子
　　　　梶　美保

発行者　筑紫和男

発行所　株式会社建帛社
　　　　KENPAKUSHA

〒112-0011　東京都文京区千石4丁目2番15号
TEL（03）3944-2611
FAX（03）3946-4377
https://www.kenpakusha.co.jp/

ISBN　978-4-7679-5124-9　C3047
亜細亜印刷／田部井手帳
Printed in Japan